中药养生养出好气血 美食药膳

中药滋补与养生药膳速查百科

樊蔚虹◎编著

★★★★★
畅销升级版

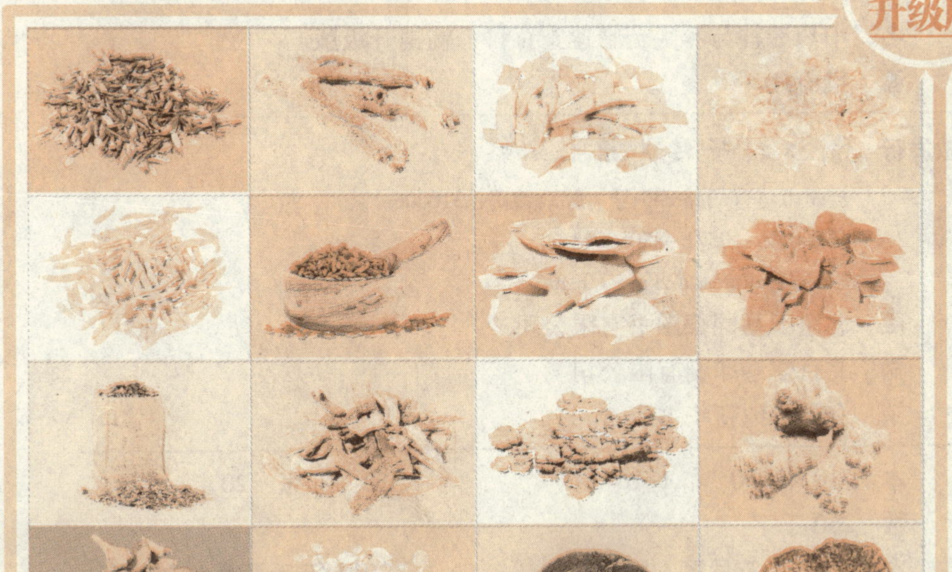

浙江出版联合集团
浙江科学技术出版社

图书在版编目（CIP）数据

中药滋补与养生药膳速查百科：畅销升级版／樊蔚虹编著.
—杭州：浙江科学技术出版社，2014.5

ISBN 978-7-5341-5995-4

Ⅰ.①中… Ⅱ.①樊… Ⅲ.①中草药—食物疗法—食谱
Ⅳ.①R247.1②TS972.161

中国版本图书馆CIP数据核字（2014）第086830号

书　　名　中药滋补与养生药膳速查百科：畅销升级版
编　　著　樊蔚虹

出版发行　浙江科学技术出版社
杭州市体育场路347号　邮政编码：310006
联系电话：0571-85058048
E-mail：zkpress@zkpress.com
排　　版　北京天马同德图书有限公司
印　　刷　北京建泰印刷有限公司
经　　销　全国各地新华书店

开　　本　710×1000　1/16　　印　　张　20
字　　数　260千字
版　　次　2014年7月第1版　　2014年7月第1次印刷
书　　号　ISBN 978-7-5341-5995-4　　定　　价　25.80元

责任编辑　王　群　王巧玲　　责任美编　孙　菁
责任校对　宋　东　刘　丹　　责任印务　徐忠雷

前言 FOREWORD

中药滋补作为养生的一种重要手段，历来就为人们所重视。中药滋补是指当人体已经出现气、血、阴、阳方面的不足，单靠食疗无法纠正其亏损时，应在中医生指导下，进补适当的中药，使体内阴阳趋于平衡，祛病健身，延年益寿。

现代人越来越重视用中药来养生，中药对人体健康有很多好处。通过中药滋补，不仅可以治病防病，改善脏腑功能，还可以补充人体缺乏的营养物质，使人健康长寿。

第一，中药滋补可调理机体阴阳平衡，治病防病。当人体脏腑功能紊乱、正气虚弱、阴阳气血的动态平衡遭到破坏时，人就会生病，这时可以通过中药滋补使人体正气充盈，纠正机体阴阳的偏盛或偏衰，调整机体的偏实或偏虚状况，恢复机体气、血、阴、阳的平衡，达到防病治疗的效果。

第二，中药滋补可以抗衰老，延年益寿。老年人的基础代谢水平低下，机体对各物质的代谢功能均下降，通过中药滋补可以增强代谢功能，调节血糖，降低血压、血脂，从而抗衰老。另外，随着人体的衰老，脑细胞大量萎缩、凋亡，思维能力及记忆力减退，通过中药滋补可以有效延长脑细胞寿命，改善听力、视力，提高记忆力。因此，通过中药滋补来抗衰老、延年增智是行之有效的办法。

第三，中药滋补可以给机体补充营养物质。中药大多来自天然，含有人体所需的各种营养物质，当人们进行药补时，机体可以吸收和利用这些营养物质，从而有效防止营养不良症及微量元素、维生素缺乏症。

本书全面地介绍了不同功效的滋补中药，同时对不同体质的人群适用的中药进行了归纳，力争让读者更科学、更安全地享受中药滋补带来的长寿与健康。

编　者

2012 年 10 月

目录 CONTENTS

第一章

追根溯源

发现中药之美

第一节 中药的起源与分类

中药的起源

中药起源可追溯至原始社会人类的生产劳动、生活经验和医疗经验，至今已有数千年的悠久历史。

《淮南子·修务训》中云："神农乃教民播种五谷……百草之滋味……当此之时，一日而遇七十毒。"

《史记·补三皇本纪》有："神农氏以赭鞭鞭草木，始尝百草，始有医药。"

中药现存最早专著当推东汉末期的《神农本草经》(约公元 200 年)，该书记载中药 365 种，之后明代李时珍所编著《本草纲目》(公元 1578 年) 已增至 1892 种，而清乾隆三十年，浙江医学家赵学敏所编著的《本草纲目拾遗》(公元 1765 年) 在《本草纲目》的基础上，增加新药 716 种，故中药种类非常丰富。《神农本草经》根据中药性能和功效，将其分为上、中、下品。

(1) 上品：120 种

上药 120 种为君，主养命以应天，无毒，多服、久服不伤人，欲轻身益气、不老延年者，本上经。

(2) 中品：120种

中药120种为臣，主养命以应人，无毒有毒，斟酌其宜，欲遏病补虚羸者，本中经。

(3) 下品：125种

下药125种为佐使，主治病以应地，多毒不可久服，欲除寒热邪气、破积聚愈疾者，本下经。

中药的类别

中药学将能够补益人体正气、改善脏腑功能、提高机体抗病能力、增强体质、治疗虚症的药物称为补虚药或补益药，即通常所说的滋补中药，并将其分为补气药、补血药、补阴药及补阳药四大类。

(1) 补气药

可增强人体的功能活动能力，尤其对脾、肺两脏的生理功能具有显著的滋补强壮功效，因此多用于治疗脾气虚弱或肺气虚弱等症。

对于脾、肺虚弱者，可选用人参、西洋参、党参、太子参、黄芪、白术、灵芝、甘草、大枣、山药、白扁豆、蜂蜜等进行滋补。

(2) 补血药

可滋补阴血，促进心、肝、脾、肾诸脏功能以滋生血液。

中医认为，心主血脉，肝藏血，脾统血，肾藏精，精血同源，因此，心、肝、脾、肾诸脏的功能均与血液能否正常生成有关。

(3) 补阴药

阴虚者多表现为虚火妄动、手足心热、口燥咽干、阴液不足、大便干燥等，可选用补阴药进行滋养，如沙参、天冬、麦冬、百合、枸杞子、玉竹、石斛、黄精、桑葚、女贞子、墨旱莲、龟板、鳖甲、黑芝麻等。

(4) 补阳药

能扶助人体阳气，促进机体气化功能，尤其对肾阳不足有显著的增强效果。肾阳是人体阳气的根本，全身各脏腑器官的阳气均有赖于肾阳的温煦和鼓舞。肾阳虚，则会出现畏寒怕冷、四肢不温及性功能减退等，可选用补阳药进行滋补，如鹿茸、冬虫夏草、巴戟天、淫羊藿、紫河车、肉苁蓉、锁阳、黄狗肾、仙茅、杜仲、续断、狗脊、骨碎补、沙苑子、菟丝子、韭菜子、补骨脂、益智仁、葫芦巴、阳起石、蛤蚧、核桃仁等。

第二节 中药的特点与应用

中药的性能

中药的性能是指药物的性味和功能，也就是中药的药性，包括药物的四气五味、归经、升降浮沉、毒性等方面。它是我国劳动人民在长期与疾病作斗争的实践中总结出来的宝贵经验。

(1) 四气

四气又称四性，指药物的寒、热、温、凉四种药性。另有一类药物，药性为平，是指既不偏于寒凉，也不偏于温热。但是，绝对的“平”并不存在，故仍归于四气范围内。四性是根据药物作用于机体所产生的反应得出的，与病症的寒热性质相对。以阴阳来分，寒凉属阴，温热属阳。一般而言，能够减轻或消除热症的药物多属寒凉性质。寒、凉其性相同、程度不等。凉者甚之为寒，寒者渐之为凉。同理，能够减轻或治疗寒症的药物多属温热性质，温者渐之，热者甚之。

(2) 五味

五味是指药物的酸、苦、辛、甘、咸五种不同的味道。五味是由味觉器官直接辨别出来的，或是在医疗实践中，认识到药物的味和药理作用有近乎规律性的联系，从而加以分析归纳，上升为理论而得出的。因此，五味不仅表明药物的实际味道，而且从另一角度来表明药物的性能。

(3) 归经

归经是指某种药物对某些脏腑经络的病变能起主要治疗作用。如麻黄发汗平喘，能治咳嗽气喘的肺经病，故归入肺经；芒硝泻下软坚，能治燥结便秘的大肠经病，故归入大肠经；天麻祛风止痉，可治手足抽搐的肝经病，故归入肝经。

(4) 升降浮沉

升降浮沉是指药物在体内发生作用的趋向，基本可概括为“升浮”和“沉降”两个方面。一般的规律是，升浮药的作用趋向为向上、向外，具发表、散寒、升阳、催吐等功效，能治疗病位在表（如外感发热）、在上（如呕吐），病势下陷（如脱肛、内脏下垂）的病症；沉降药的作用趋向为向下、向里，具有潜阳、平逆、收敛、渗利、泻下等功效。能治疗病位在里（如热结便秘）、病势上逆（如肝阳上亢的眩晕）的病症。

(5) 毒性

古代常将“毒药”作为一切药物的总称，而把药物的毒性看做是药物的偏性。中药的毒性值得引起注意，虽然中药大都直接来源于大自然，但切不可错误地认为其毒性小，安全系数大。“凡药三分毒”，对于中药，这也不例外。人们在生活中，大毒、剧毒的固然有致死者；而小毒、微毒甚至无毒的药物，同样也有中毒病例发生，例如人参、艾叶、知母等也会产生中毒反应，这与剂量过大或服用时间过长等有密切关系。

中药的配伍

中药的相互作用是通过药物配伍实现的。中药的配伍，就是有选择地将2种或2种以上的药物配合应用。药物的配伍应用是中医用药的主要形式，方剂则是药物配伍应用的较高形式。中药配伍有“相宜”“禁忌”的不同。除了单行（指单用一味药，亦即一种药独自发挥治疗作用，例如参汤只用人参一味）之外，中药的相互作用包括相须、相使、相畏、相杀、相恶、相反等6种情况。

相须：即性能功效相类似的药物配合使用，互相协同，能明显提高原有疗效。如人参配黄芪，增加补气作用；麻黄配桂枝，增加发汗解表功效；金银花配连翘，明显增强清热解毒的治疗效果等。

相使：即在性能功效方面有某种共性的药物配合应用，而以一味药为主，另一味药为辅，辅药能提高主药的疗效。如清热燥湿药黄芩与攻下药大黄，都能清热泻火止血，两药配合治疗肺热衄血时，以黄芩为主，大黄则提高黄芩清肺止血的治疗效应；补气药黄芪与利水渗湿药茯苓，都能益气健脾利水，两药配合治疗气虚水肿时，以黄芪为主，茯苓则提高黄芪补气利水的治疗效应。

相畏：指药物之间的互相抑制作用，药物毒性或副作用能被另一种药物消减。如半夏畏生姜。

相杀：即一种药物能减轻或消除另一种药物的毒性或副作用。如生姜能减轻或消除生半夏和生南星的毒性或副作用，所以说生姜杀生半夏和生南星的毒。相畏与相杀是同一配伍关系从不同角度的两种提法。

相恶：即两种药物合用，一种药物与另一药物相作用而致原有功效降低，甚至丧失药效。如人参恶莱菔子，因莱菔子能削弱人参的补气作用。

相反：即两种药物合用，能产生或增强毒性反应或副作用的配伍关系。如乌头反半夏。

中药的服用

中药一般须早晚或者早中晚分别服用。

将煎煮2次或3次的中药液体合并，搅拌均匀后分为2~3份，早晚或早中晚分别服用。

中老年人用于滋补身体的补益中药，最好是在饭前服用。早晨空腹服用，有利于吸收滋补的营养成分。

(1) 用温水送服中药

服用中药时，最好用温水送服。不宜用茶水、牛奶以及果汁。茶叶中含有的成分，会使药物失去疗效，而且也会刺激肠胃；牛奶中的蛋白质等成分，容易破坏药效。

(2) 服药期间忌生、冷、油腻

生、冷类食物刺激肠胃，会影响药物的吸收；油腻食物不宜消化，会降低药物的疗效。

(3) 服药期间，要慎吃发物

服用中药时，最好不要吃发物，因为这些食物很容易诱发疾患。如韭菜、羊肉、狗肉、虾、蟹、糯米、梨、辣椒、土豆等。

(4) 不同体质的忌口

如果是阳虚体质，要忌食凉性食物，如西瓜、雪梨、香蕉等；如果是热性体质，要忌食热性食物，如姜、胡椒、白酒、大蒜等。

(5) 不同疾病，忌口不同

如果患有荨麻疹，各种皮炎、湿疹，要忌食刺激性的食物；如果患哮喘，蛋、牛奶、鱼虾等高蛋白食物要忌食。

中药的禁忌

一般人认为，中药比西药温和、不伤身体，但其实中药还是有一些必须注意的禁忌。如果对于相关禁忌不了解，譬如单一味中药与其他味中药之间搭配的关系错了，不但可能降低、破坏药效，甚至可能使病情加剧，故不可不慎。

（1）服药时，宜少食豆类、肉类、生冷及不易消化的食物，以免增加患者的肠胃负担，影响患者恢复健康，尤其脾胃虚的患者，更应少食。

（2）热性疾病，应禁用或少食酒类、辣味、鱼类、肉类等食物，因这些食物有腻滞、生热、生痰作用，食后会助长病邪，使病情加重。

（3）服解表、透疹药，宜少食生冷及酸味食物，因冷物、酸味均有收敛作用，会影响药物解表、透疹功效。

（4）服温补药时应少饮茶、少食萝卜。因茶、萝卜性凉下气，会降低药物温补脾胃的功效。

（5）不要用茶水服药，茶叶里含有鞣酸，浓茶里含鞣酸更多，如果用茶水服药，鞣酸就会和药物中的蛋白质、生物碱或重金属等起化学作用而发生沉淀，影响药物疗效，甚至失效。

第二章 效用不同

中药调养保健康

第一节 散热解表类

白芷

——解表散寒，通窍止痛

简介 白芷，又名香白芷、泽芬等。为伞形科植物兴安白芷、川白芷、杭白芷的根。产于黑龙江、四川、浙江、云南等地。

性味 性温，味辛。归肺、胃经。

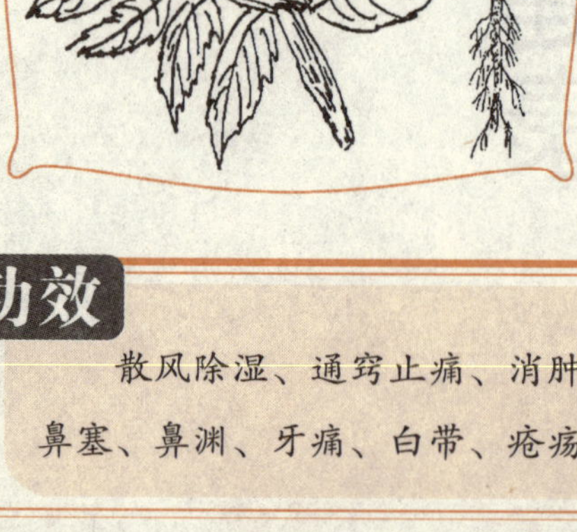

功效

散风除湿、通窍止痛、消肿排脓。适用于感冒头痛、眉棱骨痛、鼻塞、鼻渊、牙痛、白带、疮疡肿痛、皮肤瘙痒、疥癣等症。

用　法

内服：煎汤，每次4~10克；或入丸、散。

外用：碾末撒或调敷。

偏　方

感冒：白芷100克碾细粉，制成小丸，每次服6克。

下肢溃疡：白芷、白及、硫黄、枯矾、炉甘石各15克，月石10克，共碾细粉，桐油调匀涂患处，涂药前用葛根煎水洗。

颜面神经麻痹：白芷、白僵蚕、白附子、荆芥穗各10克，川芎、全蝎各6克。水煎服。

黄褐斑：滑石、白附子、白芷各等份碾细末，早晚洗面后涂擦面部。

异位性皮炎：黄柏、煅石膏、白芷各30克，黄连、五倍子各15克，炉甘石24克。碾细末，香油调擦。

药膳

龟板佛手炖兔肉

【原料】龟板30克，大枣50克，五加皮10克，佛手片20克，白芷15克，兔肉250克，黄酒、盐、糖、味精、桂皮各适量。

【制法】龟板、五加皮、佛手片、白芷用纱布包好，兔肉切小块，一起放入瓦煲内，加入其余调料，并加水适量，隔水小火炖熟即可，佐餐食用。

【功效】补虚祛湿。

白芷枸杞鲤鱼汤

【原料】鲤鱼1条，白芷5克，枸杞子10克，料酒、盐各适量。

【制法】鲤鱼剖洗干净，白芷、枸杞子分别洗净。沙锅置火上，加适量清水，放入鲤鱼，大火煮沸，加料酒、白芷，用小火煮40分钟。放入枸杞子，续煮5分钟，用盐调味即可。吃肉喝汤，每周1~2次。

【功效】鲤鱼可健脾开胃，止咳平喘，安胎通乳。

芩芷茶

【原料】黄芩（酒浸炒）、白芷各30克，茶叶6克。

【制法】黄芩、白芷同碾成细末；茶叶置于保温瓶中，冲入沸水闷10分钟左右；取茶叶趁热，兑入药末10~12克，搅匀即可饮用。

【功效】祛风止痛，清热燥湿。

葛根

——解肌退热，升阳止泻

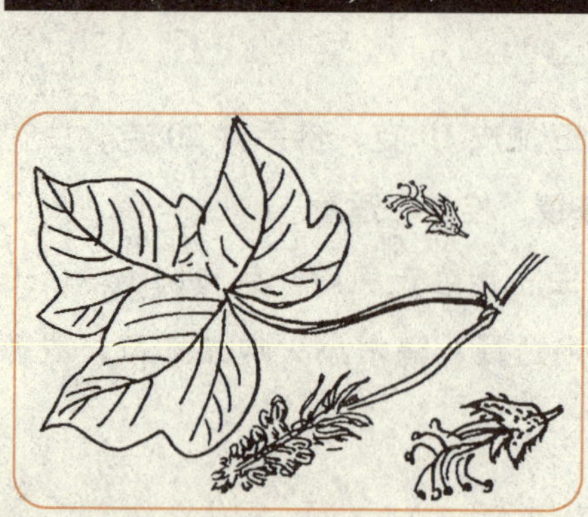

简介 葛根，又名干葛、甘葛、粉葛、葛麻茹。为豆科植物野葛或甘葛藤的干燥根。产于全国各省。

性味 性平，味甘、辛。归脾、胃经。

功效

发表解肌、透疹止泻、除烦止渴。主治伤寒、温热头痛、烦热消渴、泄泻、痢疾、斑疹不透、高血压、心绞痛、耳聋等症。

用 法

内服：煎汤，每次服 10 ~ 15 克；或捣汁。

外用：涂敷。

偏 方

小儿风热呕吐：葛根 30 克，加水 1500 毫升，煎取汁，去渣，下粳米 100 克，煮粥食之。

烦躁热渴：水浸粟米，一夜后取水 100 毫升，拌入葛根粉 120 克，煮熟，加米汤同服。

心热吐血：生葛根捣汁 100 毫升，一次服完。

热毒下血：生葛根 480 克，捣汁 200 毫升，加入藕汁 200 毫升，调匀服用。

药膳

葛根桂枝酒

【原料】葛根 50 克，桂枝、丹参各 30 克，炒白芍 50 克，甘草 10 克，白酒 500 毫升。

【制法】①将前五味药捣碎，置容器中，加入白酒，密封。

②浸泡5～7日后，过滤去渣即成。

【功效】祛风通络，舒筋缓急。

葛根饮

【原料】葛根、麦冬各9克，牛奶5克。

【制法】①把葛根、麦冬洗净，用100毫升水煎煮25分钟，滗出汁液，再加入50毫升水煎煮25分钟，除去葛根和麦冬。

②把药液与牛奶搅匀，用中火烧沸即成。

【功效】滋阴补肾，生津止渴。适合下消型糖尿病患者饮用。

紫苏叶

——解表散寒，行气和胃

简介 紫苏叶，又名赤苏，紫苏，红紫苏。为唇形科植物紫苏的叶。产于全国各省。

性味 性温，味辛。归肺、脾经。

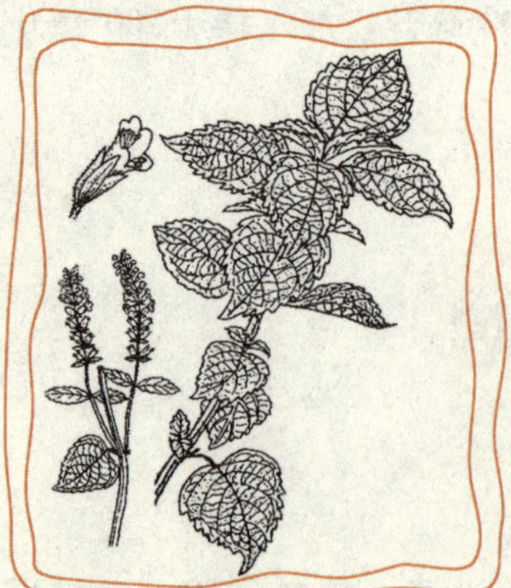

功效

解表散寒、理气和胃。主治感冒发热、怕冷、无汗、胸闷咳嗽、呕吐、腹泻等症。

用法

每次取3~9克，用水煎内服。

偏方

呕吐： 紫苏叶15克，黄连6克。水煎服。每日1剂，分2次服。

风寒感冒： 紫苏叶9克，姜3片，葱白2根。加水煎汤热服。每日1剂，顿服。

流行性腮腺炎： 紫苏叶5克，碾末，用醋调敷腮腺处。每日换药1次，敷至痊愈。

下肢水肿： 紫苏梗25克，老姜皮15克，冬瓜皮30克，大蒜10克。水煎，分2次服，每日1剂，连服3~5日。

药膳

枸杞紫苏米粥

【原料】枸杞子15克，紫苏叶20克，粳米100克。

【制法】紫苏叶去杂质洗净；粳米洗净；枸杞子洗净。粳米，紫苏叶同放锅内，加水800毫升，置大火上烧沸，然后改用小火煮35分钟，加入枸杞子即成。

【功效】健脾胃，美容颜，减肥。

山楂紫苏米粥

【原料】紫苏叶、山楂、粳米各适量。

【制法】山楂、粳米、紫苏叶同洗净放锅内，加水 800 毫升，置大火上烧沸，再用小火煮 35 分钟即成。

【功效】纳食开胃，美容养颜。

姜苏红糖饮

【原料】生姜 3 克，紫苏叶 3 克，红糖 15 克。

【制法】生姜洗净切丝，紫苏叶洗净，合并装入茶杯内，加沸水冲泡，盖上杯盖浸泡 5 ~10 分钟后，放入红糖搅匀即成。每日 1 ~2 次。

【功效】发汗解表，祛寒健胃。

桑叶

——疏散风热，清肝明目

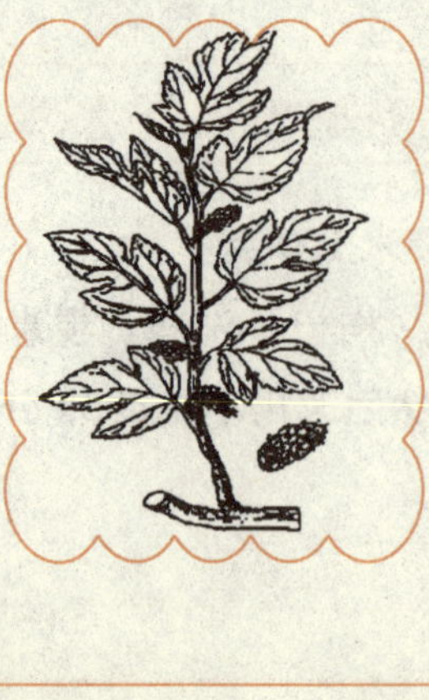

简介 桑叶，又名科桑叶、双桑叶、霜桑叶，双叶、铁扇子等。为桑科植物桑的干燥叶。产于全国各省。

性味 性寒，味甘、苦。归肺、肝经。

功效

疏散风热、清肝润燥、清肝明目。可治风湿头热、头痛、目赤、口渴，肺热咳嗽、下肢水肿等症。

用 法

水煎服，每次 4.5 ~9 克；或入丸散。

偏 方

高血压眩晕：桑叶 30 克，黄菊茶 10 克。洗净入沙锅，加水适量，小火煎煮，去渣取汁。口服，每日 2 次。

盗汗不止：桑叶 10 克。碾末，开水冲服。

咽喉肿痛：桑叶 10 ~ 15 克。水煎服。

黄褐斑：采冬桑叶 500 克，干燥备用。每日取 15 克，沸水浸泡，代茶饮。

神经衰弱：桑叶、核桃仁、黑芝麻各 30 克。一起捣泥为丸，每丸重 9 克，每次服 1 丸，每日 2 次。

药膳

桑叶枸杞炖母鸡

【原料】干桑根 300 克，干桑叶 30 克，老母鸡 1 只，枸杞子 20 克，当归 10 克，米酒适量。

【制法】①干桑根、干桑叶分别洗净放入沙锅中；加入适量水后大火煎煮1小时。

②鸡肉洗净，剁块，在沸水中氽烫10分钟后，与枸杞子、当归、米酒同放入桑根汤中炖煮约50分钟即可。

【功效】本品有补虚、健脾、养胃之功效，尤其适宜于久病体虚、头晕目眩、感冒咳嗽等患者服用。

桑叶丝瓜花汤

【原料】桑叶20克，丝瓜花10克。

【制法】①将桑叶、丝瓜花洗净，放入茶盅内，加沸水冲泡，盖上盅盖，浸泡数分钟即可。

②服用时，拣去桑叶、丝瓜花不用，趁热饮用，每日3次。

【功效】清肺平喘，降血糖。适用于肺热型支气管炎（咳吐黄痰、喘息、胸痛、口燥）、糖尿病等症。

炸桑叶

【原料】桑叶300克，鸡蛋150克，面粉50克，盐、味精、食用油、椒盐各适量。

【制法】桑叶择洗干净后，沥干备用；鸡蛋打散，与盐、味精、面粉调为糊状，然后将桑叶沾满面糊。锅中加入适量食用油烧热，将桑叶下入锅中，炸至微黄色捞出。将桑叶装盘，撒适量椒盐即可。

【功效】凉血，清热，明目。

牛蒡子

——宣肺透疹，解毒利咽

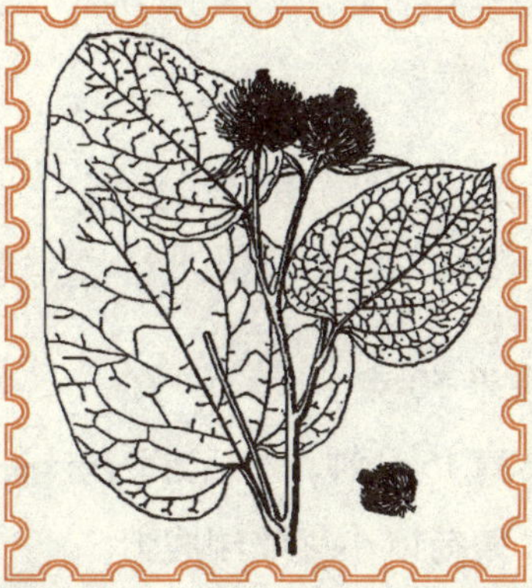

简介 牛蒡子，又名恶实、大力子、鼠黏子、牛子。为菊科植物牛蒡的干燥成熟果实。产于全国各地。

性味 性寒，味辛、苦。归肺、胃经。

功效

疏散风热，宣肺透疹，解毒利咽。适用于风热咳嗽、牙痛、咽喉肿痛、斑疹不透、风疹作痒、痈肿疮毒、痄腮等症。

用法

煎剂，口服每次 6 ~ 12 克，或入丸散。

偏方

麻疹不透： 牛蒡子、葛根各 6 克，蝉蜕、薄荷、荆芥各 3 克。水煎服。

感冒咳嗽：牛蒡子、紫菀、前胡、杏仁、防风各10克，甘草6克。一起用水煎服。

咽喉肿痛：牛蒡子、板蓝根各15克，桔梗6克，薄荷、甘草各3克。一起用水煎服。

风热疮疹：牛蒡子15克，金银花10克，连翘10克，薄荷5克。一起用水煎服。

药膳

薄荷牛蒡子米粥

【原料】薄荷6克，牛蒡子10克，粳米50克。

【制法】①先将牛蒡子洗净，加适量水煮15分钟，然后滤取药汁备用。

②粳米洗净，浸泡约1小时，加水、薄荷以小火熬制成粥。

③待粥熟时，加入牛蒡子药汁搅匀，续煮3分钟即可。

【功效】本粥有化痰、祛火、消肿等功效。

牛蒡子黑豆汁

【原料】黑豆200克，牛蒡子15克。

【制法】黑豆洗净浸泡软，与牛蒡子加4碗水煎煮，大火沸后转小火煮约30分钟，滤渣即可喝汁。

【功效】疏散风热，预防骨质疏松。

胡萝卜山药牛蒡汤

【原料】山楂15克，牛蒡子60克，山药18克，胡萝卜1条，盐2小匙。

【制法】胡萝卜削皮切块，山药切块。山楂以清水快速汆过，和牛蒡子、胡萝卜块、山药块一起入锅，加1200毫升水煮沸，转小火煮至牛蒡子熟软，调味食用。

【功效】消脂瘦身。

桂枝

——发汗解肌，助阳化气

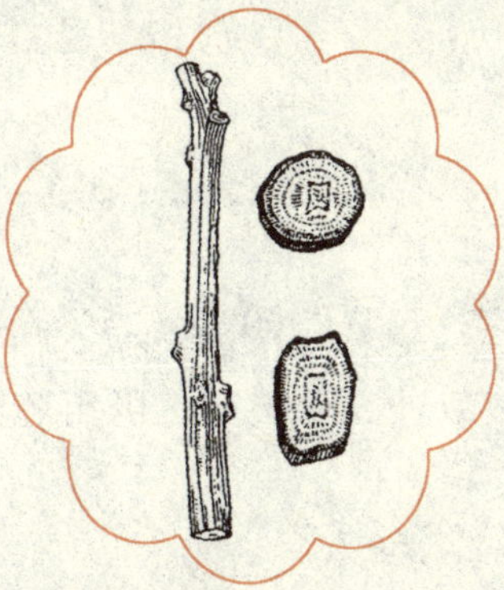

简介 桂枝，又名柳桂、桂树枝、肉桂枝。为樟科常绿乔木肉桂的嫩枝。产于广东、广西、云南等地。

性味 性温，味辛、甘。归心、脾、膀胱经。

功效

发汗解肌，温通经脉，助阳化气。主治外感风寒所致的头痛、发热、恶寒，以及风湿痹痛等症。

用法

水煎服，每次3～10克。外用适量。

偏 方

风湿病：去皮桂枝 12 克，生姜适量，去皮附子 10 克，甘草 6 克，大枣 2 枚。水煎服。

未破溃皮损：桂枝、葱白各 30 克。用水煎，外洗。

皮肤瘙痒：大枣 12 枚，桂枝 6 克，干姜 9 克。共煎取汁，每日 1 次，代茶饮。

美尼尔综合征：桂枝 6 克，茯苓 30 克，泽泻 30 克，白术 15 克，法半夏 20 克，人参 10 克，天麻 10 克。一起用水煎服。

药 膳

桂枝杜仲牛膝粥

【原料】桂枝 9 克，牛膝 9 克，杜仲 18 克，薏苡仁 60 克。

【制法】前三味药入锅加水 700 毫升，煎取汁 500 毫升，再用药汁将薏苡仁煮成粥即可。

【功效】祛湿，活血通络。

肉桂米饭

【原料】桂枝 10 克，粳米适量，猪肉 200 克，洋葱、调料各适量。

【制法】煮熟米饭，再将桂枝加水适量煎药汁备用。炒熟猪肉后，再加入洋葱续炒，加水适量烧沸后再倒入桂枝汁，加入盐、胡椒粉等调料，沸后即可与米饭同食。

【功效】发汗解表，温通经脉。

薄荷

——宣散风热，清咽透疹

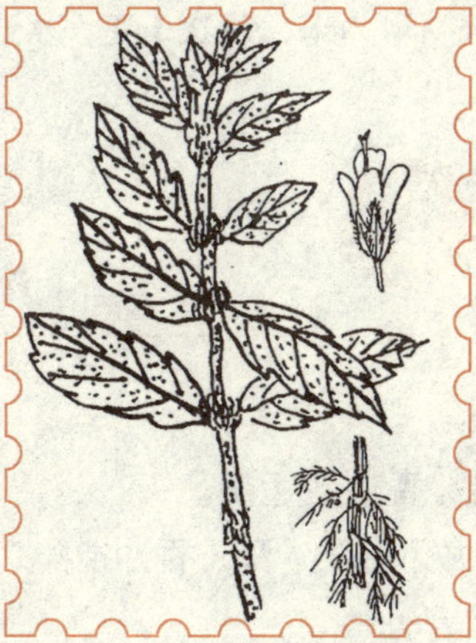

简介 薄荷，又名蕃荷菜、升阳菜、薄苛。为唇形科植物薄荷或家薄荷的全草或叶。产于江苏、浙江、江西。

性味 性凉，味辛。归肺、肝经。

功效

疏风清热，清利咽喉，消暑透疹。适用于风热感冒、温病初起、风热头痛、目赤、咽喉肿痛、口疮、麻疹不透、风疹瘙痒、肝郁胸闷等症。

用 法

内服： 煎汤（不宜太久），每次 3 ~ 15 克；或入丸、散。

外用： 捣汁或煎汁涂敷。

偏方

小儿感冒：鲜薄荷5克，钩藤、贝母各3克。水煎服。

外感发热，咽痛：薄荷3克，桑叶、菊花各9克。水煎服。

风火牙痛：薄荷12克，生石膏15克，细辛3克，甘草3克。水煎服。

眼睛红肿：薄荷10克，夏枯草10克，菊花10克，黄连5克，鱼腥草10克。水煎服。

头目昏眩，精神不爽，咽干鼻塞：薄荷90克，甘草42克，天花粉8克，荆芥穗、盐各36克，砂仁3克。上述药材碾为末，每次3克，水送服。

药膳

凉拌薄荷

【原料】鲜薄荷50克，酱油、醋、香油各适量。

【制法】将薄荷洗净，折成小段，放入酱油、醋、香油搅拌2分钟即可。

【功效】疏风清热。

薄荷米粥

【原料】鲜薄荷30克，粳米150克，冰糖适量。

【制法】鲜薄荷加水1000毫升，中火煎成至500毫升，滤汁，另将粳米加水煮，待粥将成时，加入薄荷汁及适量冰糖，煮沸即可。

【功效】清心怡神，解暑散热。

薄荷健脾酒

【原料】薄荷50克，白酒750克，白糖5克。

【制法】将薄荷叶择洗干净，沥干水分，放进纱布袋，置入容器中，加入白糖和白酒，密封1个月，捞出薄荷叶即可饮用。

【功效】健脾和胃。

第二节…清热解毒类

栀子

——清热解毒，消肿止痛

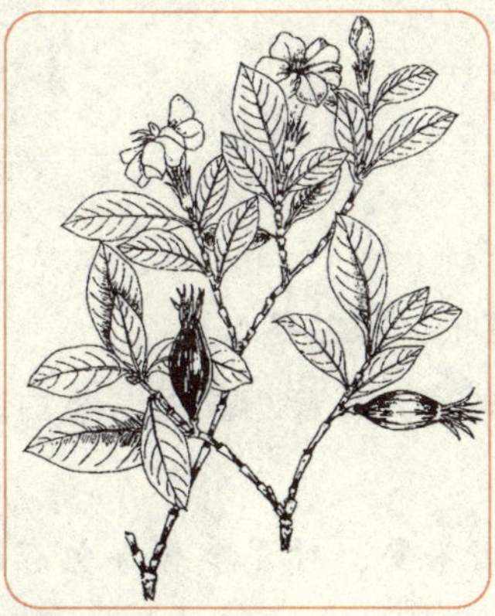

简介 栀子，又名黄栀子、山栀子、大红栀。为茜草科植物栀子的干燥成熟果实。产于湖南、江西、湖北、浙江、福建等地。

性味 性寒，味苦。归心、肝、胃、三焦经。

功效

清热解毒，消肿止痛，凉血止血。适用于热病心烦、神昏谵语、湿热黄疸、热淋尿痛、外伤淤肿、血热吐血、衄血、尿血、疮疡肿痛等症。

用　法

内服：水煎服，每次6~10克。

外用：适量，生药碾末，醋调外敷。

偏　方

便血：用栀子仁适量烧灰。水送服每次1匙。

胃炎：栀子、豆豉各12克。水煎服。

上消化道出血：栀子100克。碾成细粉，用20%明胶调服，每次10克。

血淋：鲜栀子60克煎水加冰糖服。

风寒湿痹：桂枝9克，制附子9克，生姜9克，炙甘草6克，大枣4枚，用水煎服。

药膳

栀子仁粥

【原料】黄芩、栀子各5克，石膏、葛根、葱白各6克。

【制法】葱白洗净，切段。将黄芩、栀子、石膏、葛根、葱白段用适量清水煎煮，分3次温服。

【功效】本方可改善伤寒、头痛、心烦不安，对夏季暑毒也有治疗效果。泻火除烦，清热祛湿。

山栀蜜丸

【原料】炒山栀100克，蜂蜜适量。

【制法】炒山栀碾细粉，加蜂蜜和为丸，适量食用。

【功效】清热除烦，消肿止痛。

栀子柏皮汤

【原料】栀子10克，侧柏皮10克，甘草3克。

【制法】以上三味药水煎服用。

【功效】清热解毒，除燥镇痛。

石 膏

——清热泻火，除烦止渴

简介 石膏；又名大石膏、玉大石、冰石。为硫酸盐类矿物硬石膏族石膏的矿石。全国各地均有分布，尤以湖北、安徽产为佳。

性味 性大寒，味辛、甘。归肺、胃经。

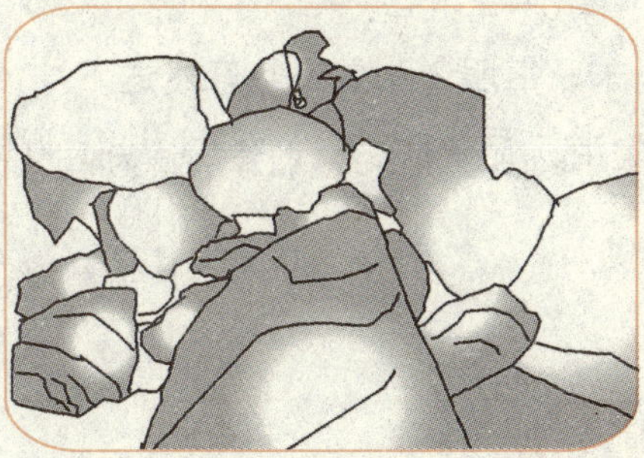

功效

清热泻火，除烦止渴，收敛生肌。主治热病不退、心烦神昏、口渴咽干、中暑自汗、胃火头痛、牙痛、口舌生疮等症。外治痈疽疮疡、溃不收口、汤火烫伤等。

用　法

内服：水煎内服，每次15～60克，宜打碎先煎，宜生用。

外用：火煅碾末，亦可生用。

偏　方

发热：石膏20克，甘草3克。水煎服。

流感：生黄芪、生石膏、鲜茅根、山药细末各12克，甘草细末6克，蜂蜜30克。石膏捣末，用茅根、黄芪并煎10余沸去渣，澄清取汁500毫升，调入甘草末、山药末同煮，煮时以筷子搅之，勿使药末沉锅底，一沸其膏即成，再调入蜂蜜，令微似沸即可。日服3次，1日服完。

头痛：石膏、牡蛎各30克，碾末。每次服6克，与水一起送下。同时用水调少量药末滴鼻内。

多汗：石膏、炙甘草各等份，碾为末，每服2小匙，热开水送下。

筋骨痛：石膏9克，面粉21克，碾末，加水调匀，煅焦。冷却后化在沸酒中，趁热服下，盖被发汗。

药膳

石膏米粥

【原料】石膏60克，粳米60克。

【制法】将石膏捣碎，置沙锅内，加水煎15分钟，滤去渣。将粳米淘洗干净，放入盛石膏汁的沙锅内，熬煮至熟即成。

【功效】清热止渴。

石膏绿豆粥

【原料】石膏30克，鲜竹叶30片，绿豆30克，粳米、鲜芦根各100克，糖适量。

【制法】鲜竹叶、鲜芦根洗净，与石膏煎汁去渣。再与绿豆、粳米煮稀粥，入糖调味即成。

【功效】解热清毒，消炎止痛。

石膏乌梅汤

【原料】石膏150克，乌梅20枚，白蜜3克。

【制法】石膏捣碎，纱布包裹，与乌梅同用水煎，过滤取汁，去渣，调入白蜜即可食用。

【功效】解热润燥，消烦除渴。

鱼腥草

——清热解毒，消肿排脓

简介 鱼腥草、蕺菜、猪鼻孔，九节莲、臭腥草，侧耳根。三白草科植物蕺菜的全草。产于浙江、江苏、湖北。

性味 性寒，味辛。归肺、胃经。

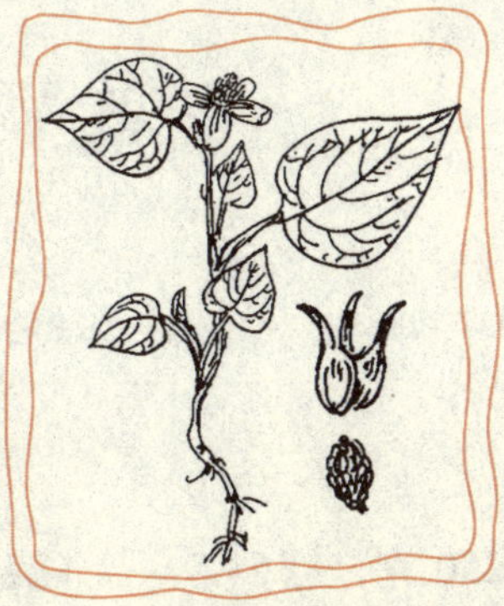

功效

清热解毒，利尿消肿。它对于许多微生物的生长有抑制作用，如肺炎球菌等，特别对酵母及霉菌的抑制作用极为明显，有良好的抗菌、抗病毒作用。

用　法

内服：水煎服，每次15～30克。

外用：适量，用鲜品捣烂外敷。

偏　方

急性湿疹：绿豆30克，海带20克，鱼腥草15克，糖适量。将海带、鱼腥草洗净，同绿豆煮熟。喝汤，吃海带和绿豆。每日1剂，连服6～7日。

慢性支气管炎：鲜鱼腥草100克，洗净，炒食。

热淋：鱼腥草30克，用水煎服。

外阴瘙痒：鱼腥草适量，煎汤熏洗外阴。

习惯性便秘：鱼腥草8克，沸水浸泡12分钟，代茶饮。

腮腺炎：鱼腥草鲜品适量，捣烂外敷患处，以胶布包扎固定。每日换药2次。

药膳

鱼腥草拌莴笋

【原料】鱼腥草（鲜品）250克，莴笋250克，糖5克，盐4克，味精

3克，料酒10克，香油5克。

【制法】①将鱼腥草去老梗、黄叶，洗净；莴笋去皮，切成4厘米长的细丝。

②将鱼腥草、莴笋、盐、味精、料酒、糖、香油拌匀即成。

【功效】清热，利尿，减肥。

鱼腥草蒸童子鸡

【原料】童子鸡约1500克，鱼腥草200克，盐、味精、胡椒粉、葱、姜各适量。

【制法】①将童子鸡处理干净后放入沸水锅中氽烫片刻，然后捞出，冲去血污备用。

②鱼腥草择好，洗净后切段，葱、姜洗净切末。

③将全鸡放在汤盘中，加入适量盐、姜末、葱末、胡椒粉和适量清水，上笼蒸至鸡熟透即可。

④最后加入鱼腥草段、味精续蒸约15分钟即可出笼食用。

【功效】本菜有清热解毒、温中益气之功效，尤其适宜痈肿疮毒、久病体虚者服用。

鱼腥草紫菜汤

【原料】鲜鱼腥草50克，猪瘦肉100克，紫菜20克。

【制法】猪瘦肉洗净切成丝，入食用油锅炒片刻，备用；鱼腥草去杂质，加入适量清水，大火煎煮15~20分钟，去渣留汤备用；紫菜用水适量浸泡10分钟，等泥沙沉淀后，捞起滤干备用。将鱼腥草再煮沸，加入猪瘦肉丝和紫菜，煮10~15分钟，调味。

【功效】清热解毒，滋阴润燥。

无花果

——健脾益胃，解毒消肿

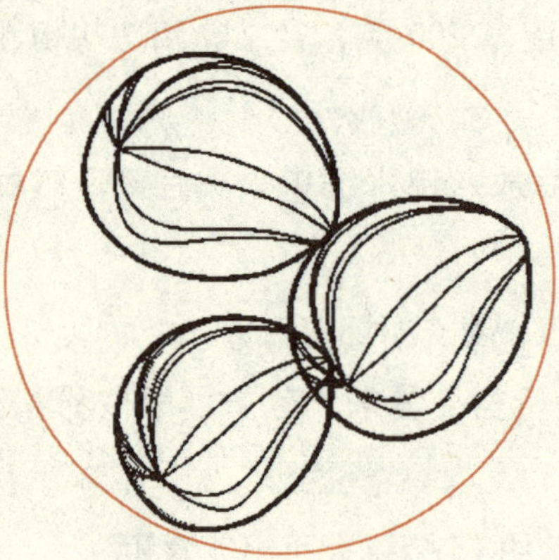

简介 无花果，又名天生子、映日果、蜜果。为桑科植物无花果的干燥花托。南方各地均有栽培。

性味 性平，味甘。归胃、肠经。

功效

清热解毒，利咽消肿，健胃，通乳。主治咽喉肿痛、燥咳声嘶、乳汁稀少、肠热便秘、食欲不振、消化不良、泄泻痢疾、痈肿、癣疾等症。

用法

内服： 水煎服，每次15～30克，或生食1～2枚。

外用： 适量，煎汁水洗、碾末调敷或吹喉。

偏方

咽喉疼痛：鲜无花果1~2个，蜜枣2个，隔水炖烂，加冰糖调服。

老年性便秘：鲜无花果1~2个，睡前食用。

伤口不愈合：干无花果适量炒至焦黑，碾粉，敷患处。

久泻不止：干无花果30克（炒香），炮姜9克。一起用水煎服。

病后体弱：干无花果1000克，加水煮烂，加糖750克，小火收膏。每次食1汤匙，每日早晚各1次。

药膳

无花果米粥

【原料】无花果50克，粳米100克，冰糖适量。

【制法】无花果洗净切成碎末待用。粳米洗净加水煮粥，粥至黏稠时，放入无花果和冰糖适量，煮30分钟即成。

【功效】健脾益气，养血通乳。

无花果炖猪蹄

【原料】无花果200克，金针菜100克，猪蹄2只，生姜、胡椒、大蒜、葱花、盐、味精各适量。

【制法】猪蹄切成小块，加生姜、胡椒、大蒜和适量清水，与无花果一同煮炖至烂熟时，再放金针菜煮30分钟，加盐、味精、葱花调味食用。

【功效】清热解毒，通经下乳。

无花果炖老鸽

【原料】老鸽1只，猪瘦肉100克，干猴头菇75克，无花果9克，料酒2茶匙。

【制法】洗净的老鸽连同切好的猪瘦肉粒入水，猴头菇、无花果用温水浸透发起，将上述食材放入炖盅，注入清水、料酒，入锅隔水用大火炖30分钟，转小火炖3小时即可。

【功效】滋养脾胃。

土茯苓

——解毒除湿，通利关节

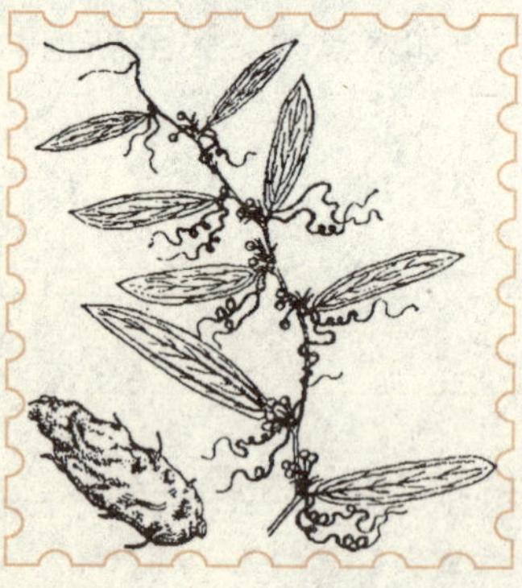

简介 土茯苓，又名禹余粮、土萆薢、冷饭团。为百合科植物土茯苓的根茎。产于广东、湖南、湖北、浙江、四川、安徽等地。

性味 性平，味甘、淡。归肝、胃经。

功效

解毒除湿，宁心安神，通利关节。适用于梅毒、淋浊、筋骨挛痛、脚气、疔疮、痈肿、瘰疬等症。

用 法

内服：煎汤或入丸、散，或蒸露、酿酒，每次10~60克。

外用：适量，碾末后调敷患处。

偏 方

小儿口疮：土茯苓适量，碾为细末，用乳汁调服。

脾虚湿重：土茯苓30克，扁豆30克，薏苡仁20克，山药15克，大枣12个。一起用水煎服。

心悸失眠：猪心1只，土茯苓15克。土茯苓碾末，放猪心中，置瓷碗内，隔水蒸熟透，调味后食用。

溃疡：土茯苓150克，白背叶90克，同碾末，混匀。每次3克，每日2次。空腹服用。

细菌性阴道病：绿茶30克，土茯苓200克。水煎外洗。

念珠菌病：土茯苓50克，白糖适量。加水2碗半，煎至1碗，每日1剂。

筋骨疼痛：土茯苓31克，（发热者可加黄芩、黄连，气虚加四君子汤，血虚加四物汤）。水煎代茶饮。

药膳

土茯苓猪骨汤

【原料】猪脊骨500克，土茯苓30克。

【制法】①猪脊骨洗净剁块，在沸水中汆烫5分钟后捞出。

②锅中放入适量水，加入猪脊骨块，大火煮沸，然后转小火继续熬煮。

③待猪脊骨煮至九成熟时，放入土茯苓续煮至熟即可。

【功效】本汤有滋阴益髓、健脾祛湿之功效，尤其适用于糖尿病患者服用。

茯苓莴苣炒虾仁

【原料】土茯苓 20 克，鲜虾仁 200 克，莴苣 100 克，料酒 10 克，姜 10 克，葱 10 克，盐 3 克，味精 3 克，食用油 50 克。

【制法】①将土茯苓碾成细粉；虾仁洗净，去壳；莴苣去皮洗净，切丁；姜切片，葱切段。

②将炒锅置大火上，下入食用油，烧至六成热，下入姜片、葱段爆香，加入虾仁、料酒，炒至变色，放入莴苣丁、盐、味精、茯苓粉，炒熟即成。

【功效】渗湿利尿，益脾和胃，宁心安神。适合上中消型糖尿病患者食用。

土茯苓龟肉汤

【原料】土茯苓 30 克，乌龟 1 只，盐适量。

【制法】乌龟去头、甲，洗净，切块；土茯苓放入沙锅，加水适量煎煮取汁，至汁浓时停火，去渣留汁；将药汁、龟肉、盐入锅，加水适量，炖至龟肉烂熟时即可食用。

【功效】滋阴养血，解毒祛湿。

土茯苓大枣汤

【原料】大枣、土茯苓各 30 克。

【制法】①先将大枣、土茯苓洗净。

②锅中加入适量水，放入以上两味煎汤食用。

【功效】清热解毒凉血。

决明子

——清肝明目，解毒利湿

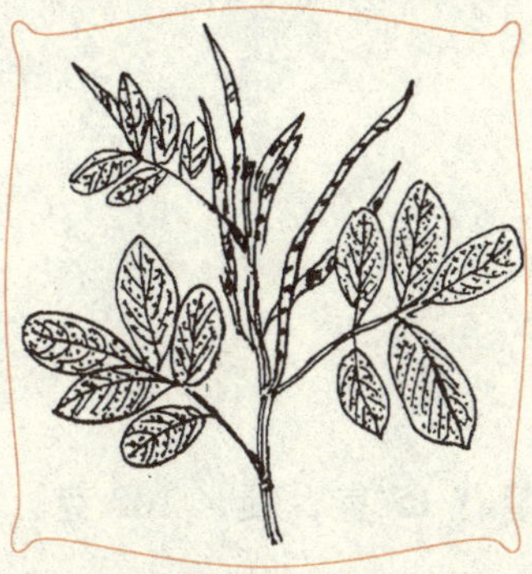

简介 决明子，又名草决明、假绿豆、细叶猪屎豆。为豆科植物决明和小决明的成熟种子。产于安徽、广西、四川、浙江、广东等地。

性味 性凉，味苦、甘。归肝、肾经。

功效

清肝明目，解毒利湿，润肠通便。适用于目赤肿痛、涩痛、羞明流泪、头痛眩晕、目暗不明、大便秘结等症。

用法

内服： 水煎服，每次 10 ~ 15 克，用于通便 30 ~ 60 克；或碾末服。

外用： 适量，碾末调敷。

偏方

习惯性便秘： 决明子（炒）30 克，捣碎，水煎。调入适量蜂蜜搅匀。

早晚各服 1 次。

夜盲症：决明子 200 克、地肤子 150 克，共碾为末，加米汤做成丸，如梧桐子般大。每次服 20~30 丸，米汤送下。

风火眼痛：决明子 10 克，千里光 15 克，野菊花 15 克。水煎服。

小儿疳积：决明子 9 克（碾细末），鸡肝 1 个（捣烂）。加白酒适量，调和成饼，蒸熟服。

鼻血不止：决明子碾末加水调和，敷于胸口处。

药膳

决明菊花米粥

【原料】石决明 25 克，决明子 10 克，白菊花 15 克，粳米 100 克，冰糖 6 克。

【制法】决明子入锅炒至出香味时起锅；白菊花、石决明入沙锅煎汁，取汁去渣，粳米淘洗干净，与药汁煮成稀粥，加冰糖食用。

【功效】清肝明目，养肝潜阳。

决明子炒辣椒

【原料】决明子 20 克，茄子 150 克，青椒 1 个；盐、味精、葱、姜、酱油各适量。

【制法】将决明子以小火炒至略有香味，取出，加水，浓煎取汁；茄子洗净切块；青椒洗净，去蒂去子，切丁；葱、姜分别洗净，切丝。锅中放食用油烧热，下茄子煎至两面金黄，下青椒、葱、姜、酱油、盐、味精略炒，倒入决明子汁，翻炒均匀即可。

【功效】松软油润，既可清热解毒、明目通便，又可降脂降压。

蒲公英

——清热润肺，利咽解毒

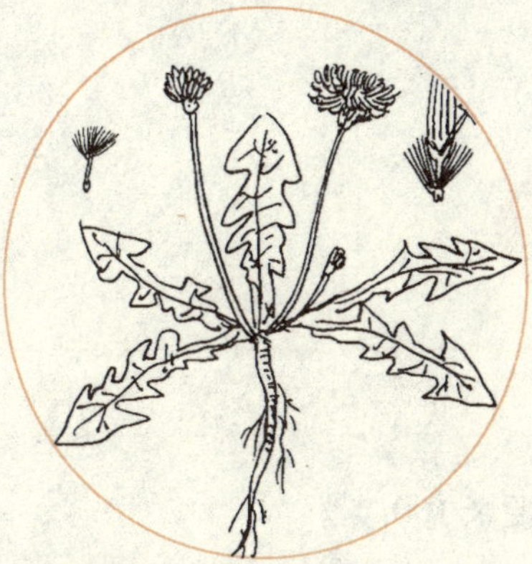

简介 别名仆公英、凫公英、婆婆丁、黄花地丁、狗乳草。为菊科植物蒲公英及同属植物的干燥全草。产于全国各地。

性味 性平，味甘、微苦。归肝、肾、胃经。

功效

清热解毒，消肿散结，利尿通淋。主治急性乳腺炎、急性结膜炎、麦粒肿、急性阑尾炎、急性上呼吸道感染等症。

用法

每次9～15克，水煎服。

偏方

丹毒： 鲜蒲公英30克（干品20克）。将药材洗净加水适量，煎汤代茶。

乳痈红肿：蒲公英30克，捣烂，加水2碗，煎取1碗。饭前饮服。

流行性腮腺炎：鲜蒲公英30克，捣碎，加入1个鸡蛋清，搅匀，加冰糖适量，捣成糊状，外敷患处。每日换药1次。

小儿便秘：蒲公英80克，加水150毫升，煎至80毫升，加白糖或蜂蜜。每日1剂，顿服。

赘疣：鲜蒲公英1000克，洗净晾干，揉成团状，在患处反复擦拭，每次5分钟，每日数次。

药膳

蒲公英米粥

【原料】蒲公英20克（鲜品50克），粳米100克。

【制法】①将蒲公英洗净，放入锅内，加水适量，煎煮20分钟，停火，去渣留汁液。

②将粳米淘洗干净，放入锅内，再放入药汁和适量清水，置大火上烧沸，再用小火煮30分钟即成。

【功效】清热解毒，利湿消肿。

蒲公英大枣汤

【原料】蒲公英、茵陈各50克，大枣10枚，白糖适量。

【制法】将蒲公英、茵陈、大枣均洗净。锅置火上，加入适量清水，烧沸后，放入蒲公英、茵陈、大枣，用小火慢煎成汤，饮用时加入适量白糖即可。

【功效】清热解毒，消肿散结。

蒲公英芦根米粥

【原料】蒲公英30克，芦根40克，杏仁10克，粳米60克，冰糖适量。

【制法】①前三味药加水煎取药汁，去渣。

②粳米加入药汁煮成稀粥，入冰糖调味。每日1剂，可作小儿饭食，连用7日。

【功效】清热解毒，肃肺止咳。

金银花

——清热解毒，疏风散热

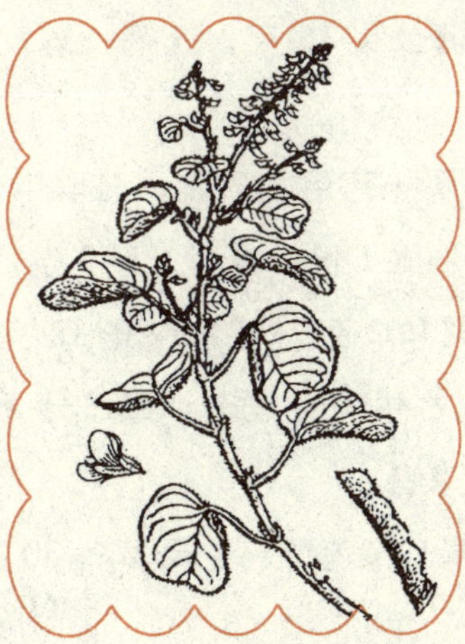

简介 金银花，又名银花、双花、二花、二宝花、忍冬花、苏花。为忍冬科植物忍冬、红腺忍冬、山银花、毛花柱忍冬的干燥花蕾。产于河南、河北、山东等省。

性味 性寒、味甘。归肺、心、胃经。

功效

清热解毒，疏风通络。适用于痈肿疔疮、咽喉肿痛、乳痈、肺痈、肠痈、风热感冒、温病初起、热毒血痢等症。

用　法

水煎服，每次用量在6～15克；也可入丸、散。

偏　方

风热感冒：金银花15克，连翘12克，荆芥6克，薄荷6克，甘草6克。水煎服。

流行性腮腺炎：金银花60克，蒲公英30克，玄参15克，甘草6克。水煎服。

初期急性乳腺炎：金银花24克，蒲公英15克，连翘、陈皮各9克，青皮、甘草各6克。每日1剂，水煎服。

痈疮：金银花50克，甘草10克。两味药用水2碗，煎取半碗，再入黄酒半碗，略煎，分3份。早、午、晚各服1份，重者1日2剂。

病毒性肝炎：金银花30克，人工犀角2克（或水牛角12克）。先将金银花煎汁去渣，放凉。将人工犀角或水牛角锉成末，每日分2～3次服用，用金银花汁冲服。适用于重症肝炎患者。

泌尿道感染：金银花15克，车前草、旱莲草、益母草各30克。每日1剂，水煎服。

小儿便秘：金银花、菊花各18克，甘草8克。三味药经煎2次，取汁为茶。2岁以下100～200毫升，大于2岁300毫升。每日1剂，频饮。

药膳

金银花苦瓜汤

【原料】苦瓜200克，金银花15克。

【制法】①苦瓜去瓤、子，洗净；与金银花一同放入加有适量清水的锅中。

②将苦瓜、金银花煎煮的汁，晾凉入杯中饮用即可。

【功效】清心祛火，利尿通淋，明目解毒。

银花瘦肉汤

【原料】金银花20克，猪瘦肉250克，料酒10克，姜10克，盐3克，味精3克，食用油15克，小白菜100克。

【制法】①将猪瘦肉洗净，切薄片；金银花、小白菜洗净；姜切片。

②将炒锅置大火上烧热，加入食用油，烧至六成热，加入姜片爆香，加水适量，烧沸，下入猪瘦肉片、金银花、小白菜，煮熟后加入盐、味精、料酒、即成。

【功效】补虚损，清热解毒。

银花山楂汁

【原料】金银花15克，菊花10克，芦根20克，山楂10克，鱼腥草15克，桑叶10克，白糖适量。

【制法】将上述的药材煎汁，加入适量的白糖调匀服用。

【功效】清热解毒。

知母

——清热泻火，生津止渴

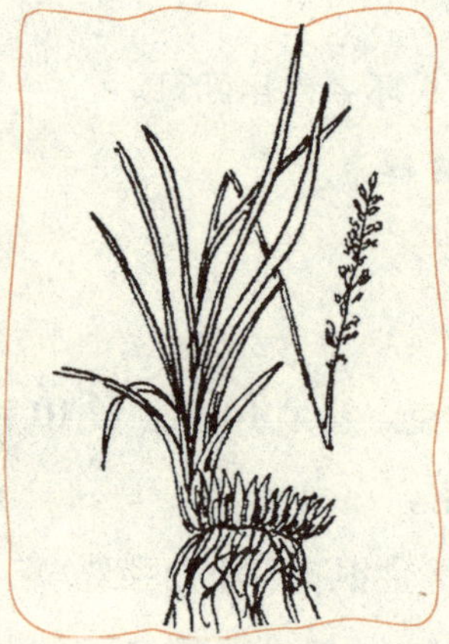

简介 知母，又名连母、蚳母、地参、儿草、苦心。为百合科植物知母的干燥根茎。产于黄河以北地区。

性味 性寒，味苦、甘。归肺、胃、肾经。

功效

清热泻火，生津止渴，滋阴润燥。可用于治热病烦渴、肺热咳嗽、阴虚燥咳、骨蒸潮热、消渴等症。滋阴降火，润燥滑肠，又可用于阴虚二便不利。

用法

每次6~12克，水煎服。

偏 方

咳嗽、发热、盗汗：知母12克，贝母10克。水煎服；或碾末分4次服。每日服2次。

小便不通：知母10克，肉桂5克，黄柏10克。水煎服。

月经先期：黄柏、知母（去皮、毛，炒）各等份。碾为末，炼蜜为丸。每服50丸。

妊娠腹痛：知母60克。碾为末，制蜜丸如梧桐子般大。随时用粥送服20丸。

糖尿病：山药30克，黄芪15克，知母18克，鸡内金6克，葛根4.5克，五味子9克。水煎服。

药膳

知母炖牛肉

【原料】牛肉（肥瘦各半）200克，知母50克，盐4克，料酒3克，姜5克，葱5克。

【制法】①将知母洗净，牛肉切成长2厘米、宽1厘米的条块。

②将知母、牛肉块放入沙锅内，加水适量，放入葱、姜、盐、料酒等，隔水炖熟即可。

【功效】健脾胃，补肝肾，清热滋阴。

第三节 通肠泻下类

大黄

——清热泻火，通肠逐淤

简介 大黄为蓼科多年生草本植物，掌叶大黄、唐古特大黄或药用大黄的根茎。又名将军、黄良、川军、锦军、火参、肤如、锦纹大黄等。产于甘肃、四川、青海、西藏、云南、贵州等地。

性味 性寒，味苦。归脾、胃、大肠、肝、心经。

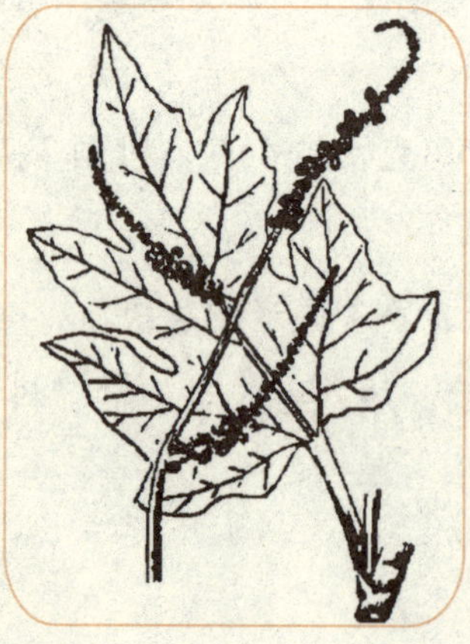

功效

泻热毒，破积滞，行淤血。主治便秘、急性单纯性肠梗阻、粘连性肠梗阻、蛔虫性肠梗阻、急性胆囊炎、急性阑尾炎、黄疸型肝炎、急性菌痢、咽喉炎、湿疹、结膜炎、泌尿道感染、功能性子宫出血等症。

用　法

内服：碾末调服，每次0.5～2克；煎汤3～12克；或入散、丸等。

外用：适量，煎水洗、涂或碾末调敷。

偏　方

急性阑尾炎：大黄12克，丹皮、芒硝各9克，冬瓜子、核桃仁各5克。水煎服。

烧伤：大黄炒焦，碾成细粉，撒于伤口或以香油调敷。

肠胀气：大黄30克，米醋适量。将大黄碾为细末，加米醋适量，调成糊状，敷于两脚心（涌泉穴），每次2小匙，可用2～3次。

粉刺：大黄、雄黄、白芷各20克，碾为细末，装瓶备用。每次取药末适量，用水调成稀糊，外敷患处，每晚1次，14日为1个疗程，连用2～3个疗程。

药膳

大黄米粥

【原料】大黄3克，粳米150克，冰糖20克。

【制法】①大黄碾成细粉；粳米淘洗干净；冰糖打碎成屑。

②将大黄粉、粳米同放沙锅内，加水500毫升，置大火上烧沸，再用小火煮35分钟，加入冰糖即成。

【功效】泻下攻积，清热泻火，解毒，活血祛淤。

大黄枣茶

【原料】生大黄3克，大枣20枚。

【制法】①先将生大黄洗干净，晒干或烘干，切成薄片，备用。

②将大枣淘洗干净，放入沙锅加水足量浸泡片刻。

③将用水浸泡的大枣水，用大火煮沸后，改用小火煨煮40分钟，连同煮沸的大枣煎汁冲泡大黄薄片，或直接将大黄薄片投入大枣煎液中。

④将沙锅离火，静置片刻即成。早晚2次分服，饮汤汁，嚼食大黄薄片及大枣。

【功效】清热化湿，缓急止痛。

大黄黄豆米粥

【原料】大黄3克，黄豆50克，粳米150克，冰糖25克。

【制法】①将黄豆、粳米淘洗干净；大黄碾成细粉；冰糖打碎成屑。

②将粳米、黄豆同放炖锅内，加水500毫升，置大火上烧沸，再用小火煮35分钟，加入大黄粉、冰糖即成。

【功效】清热解毒，宽中下气，润肠通便。

郁李仁

——润肠通便，下气利水

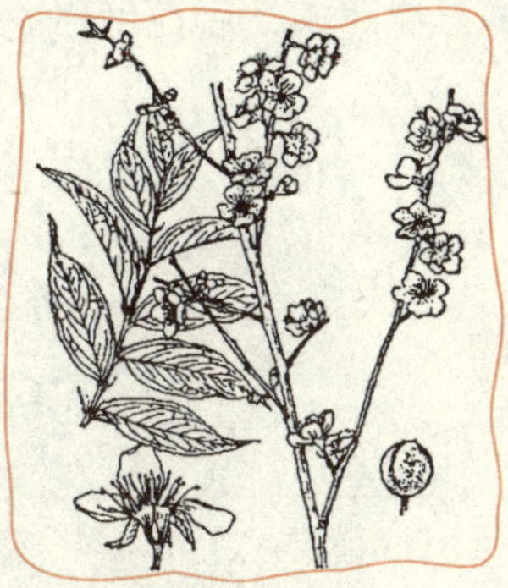

简介 郁李仁，又叫李仁，郁李，为蔷薇科植物欧李、郁李、长柄扁桃的种子。产于河北、辽宁、内蒙古等地。

性味 性平，味辛、苦、甘。

归大肠、小肠经。

功效

润肠通便，消水利肿。主治大肠气滞、燥涩不通、小便不利、大腹水肿、四肢浮肿、脚气等症。

用　法

水煎服，每次6～9克。

偏　方

失眠： 郁李仁10克，甜酒250毫升，白酒50～100毫升。将郁李仁碾碎，入甜酒，小火煮沸，约15分钟后取下，加盖闷10分钟。加入白酒

（视患者酒量大小而定），放白糖适量，搅匀，趁微温饮下。孕妇忌服。

老年津枯便秘： 火麻仁 60 克，郁李仁 30 克，大黄 15 克。上药共碾细末，小火煎稠，和诸药，待冷却后搓成条状，如筷子般粗细，长约 3 厘米。用时取 1 粒塞肛门内，每日 2 次。

小儿惊热痰实、二便不通： 郁李仁（去皮，碾为末）、大黄（酒浸后炒过）各 3 克，滑石末 30 克，一起捣和成丸，如米粒大。2 岁小儿服 3 丸，其他儿童可加减，开水送下。

肿满气急、睡卧不得： 郁李仁 20 毫升量，捣成末，和面做饼吃，食后便通，气泄出后即愈。

药膳

郁李仁米粥

【原料】粳米 60 克，郁李仁 15 克。

【制法】①郁李仁洗净后捣烂，加水碾磨滤取汁液。

②将郁李仁汁以小火煎煮 1 0 分钟，然后滤渣取汁备用。

③粳米洗净，浸泡约 1 小时后与药汁同煮为粥。

【功效】本粥有健脾养胃、润肠通便之功效。

郁李仁桑葚米粥

【原料】郁李仁 15 克，桑葚 50 克，粳米 150 克。

【制法】①将郁李仁碾粉，桑葚洗净；粳米淘洗干净。

②将粳米、桑葚、郁李仁同放沙锅内，加入清水 500 毫升，置大火上烧沸，再用小火煮 35 分钟即成。

【功效】润肠通便，厚肠胃，补肝肾。

槟榔郁李仁粥

【原料】槟榔15克，郁李仁20克，火麻仁15克，糯米100克。

【制法】先用水碾磨火麻仁，滤取汁液，在汁液中加入糯米煮粥至将熟；取槟榔捣碎，再用热水烫郁李仁使之去皮并碾磨成膏状与槟榔拌匀，将其加入糯米粥内煮片刻即可。早晚空腹食用。

【功效】适用于胸膈满闷、大便秘结。

火麻仁

——清热泻下，润肠通便

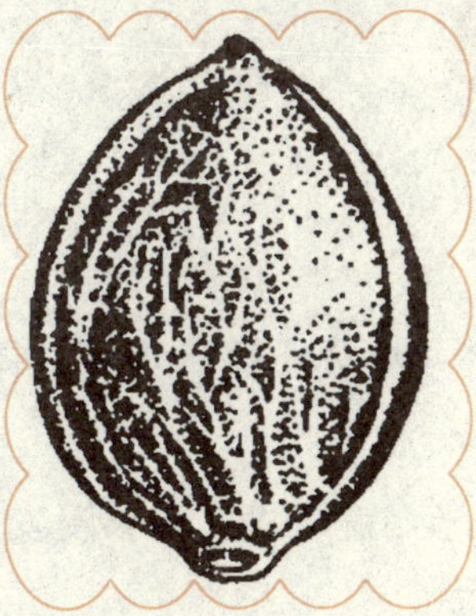

简介 火麻仁为桑科一年生草本植物大麻的成熟种子。产于山东、浙江、江苏、河北以及东北、西南等地。

性味 性平，味甘。归脾、胃、大肠经。

功效

润肠通便。适用于老年人、产妇、体弱者肠燥便秘、血虚头发脱落、癞疮等症。

用　法

水煎汤，煮粥，或作丸、散。用量一般为每次 9～15 克。

偏　方

大便不通：火麻子仁 50 克，同米煮粥食。

郁闷多汗，便秘：紫苏子、火麻仁各 30 克，煮粥食。

烫火伤：火麻仁、黄柏、栀子各适量，同碾为末，加入适量猪油调匀后涂于患处即可。

小便不利：火麻子 30 克，煮汁服。

血痢不止：火麻仁汁煮绿豆，空腹吃。

小儿头疮：火麻仁 5 克。碾末，水煎取汁，以蜂蜜调匀，涂搽患处。

药膳

火麻仁海参米粥

【原料】火麻仁 10 克，海参 60 克，粳米 100 克，料酒 10 克，姜 3 克，葱 6 克，盐 2 克，鸡精 2 克，香油 25 克。

【制法】①将火麻仁碾成粉，去壳；粳米淘洗干净；海参浸发好，去肠杂，切成 2 厘米见方的块；姜切粒，葱切花。

②将粳米、火麻仁、海参、料酒、姜、葱同放锅内，加入清水 500 毫升，置大火上烧沸，再用小火煮 35 分钟，放入盐、鸡精、香油即成。

【功效】润肠通便，养血润燥。

麻仁猪肉汤

【原料】猪肉500克，火麻仁60克，当归9克，蜜枣5个，盐、味精各适量。

【制法】①火麻仁、当归分别洗净；猪肉洗净后切块状。

②锅中加入适量水，放入猪肉块、火麻仁、当归、蜜枣大火煮沸，然后转小火续煮2小时。

③食用前加入适量盐、味精调味即可。

【功效】本汤有润肠养血之功效。

巴豆

——逐水消肿，峻下寒积

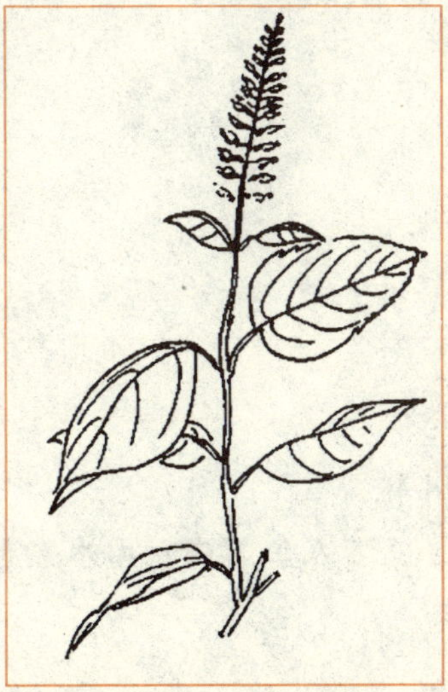

简介 巴豆，又称为巴菽、刚子、江子、老阳子、双眼龙、巴果、猛子仁、毒鱼子、贡仔。为大戟科植物的干燥成熟果实。产于四川、湖南、湖北、云南、贵州、广西、广东、福建、浙江、江苏。生长于山谷、溪边、旷野或人工栽培。

性味 性热，味辛。归肺、肠经。

功效

逐水消肿，峻下寒积。适用于寒积便秘、水肿、腹水；用于痰涎壅盛、气急喘促，或肺痈痰多腥臭；用于疮疡化脓未溃破，也可用于女性闭经。

用法

水煎服，每次3~6克；或入丸、散，每次1.5~3克。炒用药性减缓。

偏方

寒积便秘： 大黄、干姜、巴豆霜各等份，共碾粉，炼蜜为丸，每次0.6~0.9克，米汤或温开水送服。

晚期血吸虫病腹水： 巴豆霜9克，绛矾30克，碾粉调糊为丸。每次1~1.5克，每日1次。

皮肤癌： 巴豆30粒，雄黄12克，轻粉6克。先将巴豆入香油中煎黑，去豆渣，以油调雄黄、轻粉捣匀的粉末，每日涂搽患处3次。同时配合手术或化疗。

药膳

巴豆炖鲫鱼

【原料】鲫鱼1条（250克左右），巴豆14粒。

【制法】鲫鱼去内脏，去鳞，洗净，将巴豆装入鱼腹内，用水煮熟，去巴豆，吃鱼喝汤。

【功效】逐水消肿。

姜汁调巴豆

【原料】巴豆、肉桂各1克，吴茱萸3克，姜汁适量。

【制法】以上三味药材，同碾为细末，用姜汁调和即成。

【功效】温通肠腑。

芦荟

——清肝泻下，消炎杀菌

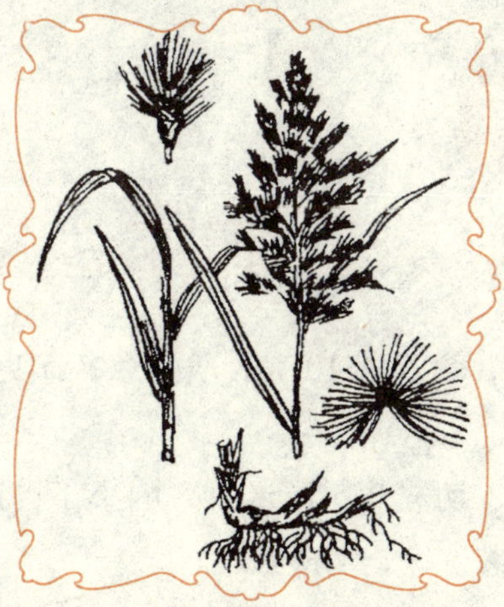

简介 芦荟，又名卢会、纳会、象胆、奴会。为百合科植物库拉索芦荟及好望角芦荟的叶汁经浓缩后的干燥物。产于我国广东、广西、福建等地。

性味 性寒，味苦。归肝、肠经。

功效

清肝热，通便。适用于热结便秘、习惯性便秘等；用于肝经火盛引起的头晕、头痛、胁痛、目赤、躁狂易怒；用于小儿虫积腹痛或疳积；外用治疗癣疮；防治溃疡，促进伤口愈合。

用　法

内服：入丸散，或入胶囊，每次1~2克。

外用：适量，碾末敷。

偏　方

足癣：将芦荟叶洗净去皮，外擦患处，每日1次。

日光性皮炎：鲜芦荟适量，榨汁，外擦。

接触性皮炎：新鲜芦荟适量，蜂蜜1匙。水煎，每日服2次，并外用鲜芦荟叶洗皮损处，每日3次。

鸡眼：可用鲜芦荟叶适量，用水浸泡半天，加热敷贴；或取鲜叶焙热，加些黄酒，捣烂，加热敷贴，每日换2次。

药膳

芦荟炒芹菜

【原料】鲜芦荟叶15克，芹菜300克，食用油10克，姜、葱各5克，盐3克，鸡精2克。

【制法】①将鲜芦荟叶片洗净，去皮，切成0.5厘米见方的小丁；芹菜洗净，去叶，切成3厘米长的段；姜、葱洗净，切成细丝。

②将炒锅置大火上烧热，加入食用油，烧至六成热时，放入姜丝、葱丝爆香，再放入芦荟丁、芹菜段、盐，煸炒，熟后调入鸡精即可。

【功效】清热利湿，润肠通便。适用于习惯性便秘及热结便秘等症。

芦荟苹果汁

【原料】芦荟1段，菠萝半个，苹果1个，胡萝卜1根，白糖10克，凉开水 50 毫升。

【制法】①芦荟、菠萝均切成小块；苹果洗净后去核去皮，切成小块；胡萝卜洗净，切成条。

②将上述食材一起放进榨汁机中，榨取汁液。

③将蔬果汁倒入杯中，冲入凉开水，加入白糖调匀即可。

【功效】润肠通便，排毒养颜，祛除青春痘。

牵牛子

——泻下逐水，去积杀虫

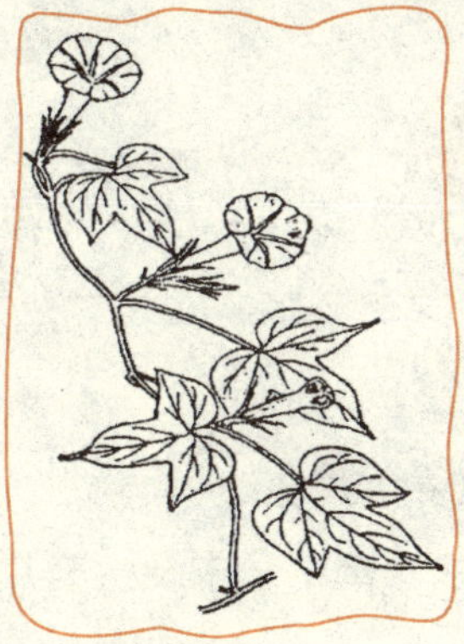

简介 牵牛子，又名黑丑、白丑、丑牛子、为旋花科植物裂叶牵牛或圆叶牵牛的干燥成熟种子。产于全国各地。表面灰黑色者称黑丑，淡黄色者称白丑。

性味 性寒，味苦。归肺、胃经。

功效

泻水通便，消痰涤饮，杀虫攻积。适用于积滞便秘患者；用于水肿、腹水、大小便不利；用于痰湿壅肺引起的咳嗽喘急，以及蛔虫、姜片虫、绦虫等引起的虫积腹痛。

用 法

水煎服，每次 3 ~6 克。

偏 方

慢性肾炎并发水肿： 牵牛子 200 克，碾末，每服 6 克，大枣汤送服。

梅毒： 白牵牛子 5 ~20 克，水煎服。

蛔虫病： 炒牵牛子 20 克，槟榔 10 克，使君子 25 克，共碾为细末。每次服 6 克，白糖调服。

尿少： 牵牛子（炒）120 克，大黄 60 克，甘遂、大戟、芫花、青皮、陈皮各 30 克，木香、槟榔各 15 克，轻粉 3 克，共捣揉为细粉，水泛小丸，滑石粉为衣，每次服 2 克。

药膳

牵牛子米粥

【原料】牵牛子末 1 克，粳米 50 克，生姜 2 片。

【制法】锅中放粳米加水煮，待煮沸后加入牵牛子末及生姜片，煮粥。

【功效】消肿利尿，驱虫。

牵牛子汤

【原料】牵牛子、槟榔（煨，锉）、木香、赤茯苓（去黑皮）、陈皮（去白，焙）各 50 克。

【制法】以上各味同煮汤食用。

【功效】消肿泻下。

第四节 祛湿健骨类

五加皮

——祛风除湿，强筋健骨

简介 五加皮，又名五加、五桂、白刺、木骨、追风使、南五加皮等。五加皮为五加科落叶小灌木细柱五加的干燥根皮。

性味 性温，味辛、苦。归肝、肾经。

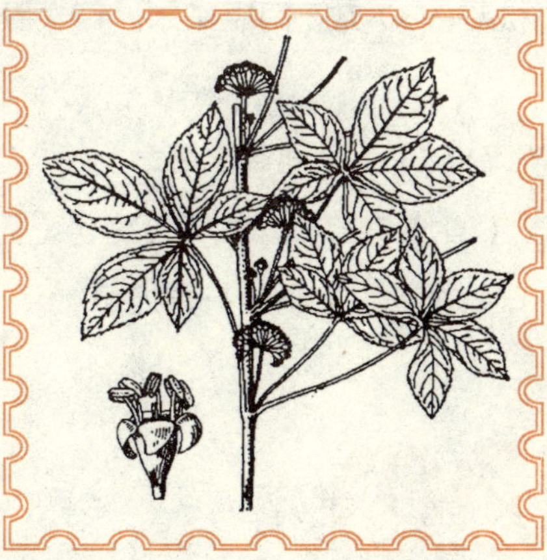

功效

祛风湿，补肝肾，强筋骨。适用于风湿痹痛、四肢拘挛、腰膝无力、肝肾亏虚、腰膝酸软、筋骨痿软、先天不足、小儿发育迟缓等症；也可用于水肿、小便不利等。

用　法

内服： 煎汤或浸酒，或入丸、散，每次服6～12克。

外用： 适量，碾末敷于患处或煎水熏洗。

偏　方

腰腿疼痛： 五加皮、炒杜仲、牛膝各等份，同碾细末。每次服6克，每日2次。

筋脉拘急： 五加皮、木瓜、松节各30克，同碾细末。每次服6克，每日2次。

湿热黄疸： 五加皮15克，羊蹄根15克，同碾末服之。

小儿行迟： 五加皮、川牛膝（酒浸2日）、木瓜各等份，同碾为末。每次服6克，空腹米汤调服，每日2次。主治小儿行走迟缓。

药膳

五加皮炒牛肉

【原料】五加皮、杜仲各5克，牛肉250克，胡萝卜、橄榄菜各50

克，食用油、葱、料酒、淀粉、酱油、姜、香油、盐各适量。

【制法】①将五加皮、杜仲以水煎汁；牛肉洗净切片；姜、葱洗净切末；胡萝卜洗净切片备用。

②橄榄菜洗净后切成大段，氽烫后加适量料酒、盐拌匀后，捞出铺在盘底。

③牛肉中加入姜末、料酒、酱油、香油、淀粉搅拌均匀，然后腌渍20分钟左右。

④锅中加入适量食用油，下入葱末爆香，加入腌好的牛肉一同拌炒，牛肉快熟时倒入药汁、胡萝卜片一起炒熟，放入橄榄菜盘内即成。

【功效】本菜有强筋壮骨之功效，尤其适用于风湿、水肿等患者服用。

五加麻黄酒

【原料】五加皮、麻黄、制川乌、制草乌、乌梅、甘草、木瓜、红花各20克，60度白酒1000毫升。

【制法】以上八味药材切碎，置容器中，加入白酒，密封。浸泡10~15日，过滤去渣，再加白酒至1000毫升，静置24小时后，过滤即成。

【功效】祛风除湿，舒筋活血。

杜仲五加皮酒

【原料】杜仲、五加皮各50克，白酒1000毫升。

【制法】以上两味药材切碎，置容器中，加放白酒，密封，浸泡10日后，过滤去渣即成。

【功效】祛风湿，强筋骨。

桑寄生

——补肾益肝，祛风除湿

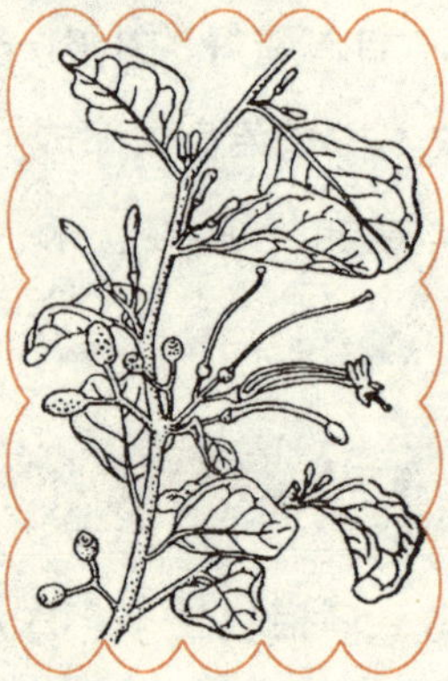

简介 桑寄生，又名茑木、桑上寄生、寄生草、桑生树等，为桑寄生科植物桑寄生的枝茎。产于广东、广西、云南、贵州、四川等地。

性味 性平，味苦、甘。归肝、肾经。

功效

除风湿，补肝肾，强筋骨，安胎。可治风湿痹痛、腰膝酸软、筋骨无力、崩漏、妊娠漏血、胎动不安、眩晕等症。临床用于治疗小儿麻痹症、肝炎、高血压、高血脂、冠心病、心律不齐、风湿性关节炎、先兆流产、功能性子宫出血等症。还具有利尿、抗病毒、抗菌、抗衰老、扩张血管、降血压、增加冠状动脉血流量、镇静等作用。

用　法

内服： 水煎汤，每次 9～15 克；或入丸、散剂；亦可浸酒或捣汁服。

外用： 适量，捣烂敷。

偏 方

腰酸膝软：桑寄生 100 克（切细），桑葚 200 克，浸入 500 毫升白酒中，浸泡 1 个月后，每日取酒 20 毫升饮服。

腰脊冷痛：桑寄生 20 克，水煎取汁，加甜酒酿 30 克，和匀服。

高血压：桑寄生 60 克，水煎服。

便血：桑寄生 60 克，防风，川芎各 7.5 克，炙甘草 9 克，同碾细末。每次服 6 克，水煎服。

药膳

寄生首乌鸡蛋汤

【原料】何首乌 70 克，桑寄生 50 克，鸡蛋 3 个，白糖 20 克。

【制法】①将何首乌、桑寄生、鸡蛋洗净后一同放入沙锅内，加清水适量。

②大火煮沸后，小火煲 40 分钟，捞起鸡蛋去壳，再放入锅内煲 40 分钟，加白糖，煲沸即可，饮汤食蛋。

【功效】滋补肝肾，固精止血。

寄生芦根黄鳝汤

【原料】桑寄生 60 克，芦根 30 克，黄鳝 2～3 条，生姜、盐各适量。

【制法】①桑寄生、芦根分别洗净，浸泡片刻；黄鳝宰洗净，切段；生姜洗净切片。

②锅中加入适量水，煮沸后下入桑寄生、芦根、生姜片和鳝段（稍汆），然后入瓦煲中加水煲约 1 小时。

③食用前加入适量盐调味即可。

【功效】本汤有养胃健脾、祛风湿之功效。

寄生麦冬大枣茶

【原料】桑寄生 100 克，麦冬 30 克，鸡蛋 2 个，大枣 24 枚，冰糖适量。

【制法】①鸡蛋用水煮熟，去壳；大枣去核，洗净。

②麦冬浸洗，连同其他材料放入煲内，煮沸后改用中火煲 1.5 小时，放入冰糖调味即可。

【功效】宁心，补血，养颜。

独活

——祛风除湿，通痹止痛

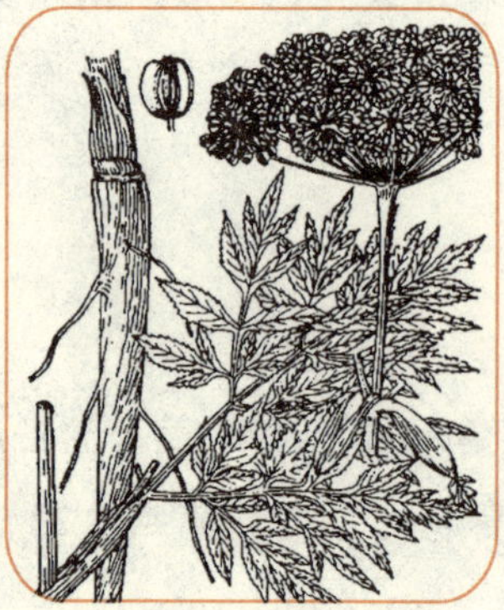

简介 独活，又名独摇草、川独活姜青等。为伞形科植物重齿毛当归的干燥根。产于湖北、四川及江西等地。

性味 性微温，味苦、辛。归肾、胃经。

功效

祛风除湿，通痹止痛。适用于风寒湿痹、筋骨挛曲、腰膝疼痛、少阴伏风头痛等症。

用　法

每次3~9克，水煎服。

偏　方

膝关节痛：羌活、独活、威灵仙、松树针、狗脊各6克。水煎取液洗足，温药浸足，每天1次，每次15~30分钟，洗足后注意保暖。

中风口噤、身冷不知：独活15克，优质白酒200克。煎服。

耳郭假性囊肿：炒紫荆皮150克，炒独活90克，炒赤芍药60克，白芷30克，石菖蒲45克。碾粉，取适量用醋调敷患处。

皮肤炭疽皮损：乌梅、栀子、秦皮、丹参、独活各20克，没药10克。水煎外洗患处或湿敷，每日1剂，每日3次，每次20分钟。可用于清洗腐肉脓痂，方便涂擦药膏。

药膳

独活乌豆汤

【原料】独活12克，乌豆60克，米酒适量。

【制法】独活、乌豆放入水中，小火煎煮2小时，取汁，兑入米酒即可。

【功效】祛风湿，通络止痛。

独活防风酒

【原料】独活、石楠藤各30克，防风20克，附子、川乌各15克，米酒1000毫升。

【制法】以上五味药材与米酒一起浸泡数月即可。

【功效】祛风散寒，渗湿止痛。

黄芪独活酒

【原料】黄芪60克，萆薢、防风、川芎、牛膝各45克，独活、山萸肉各30克，白酒1.5升。

【制法】以上各味药材共碾粗末，用白布包好，加入白酒1.5升，天热时浸泡3日，天冷后浸泡5日后开封，去渣即成。

【功效】祛风散寒，补肾助阳。

千年健

——祛风除湿，补气健胃

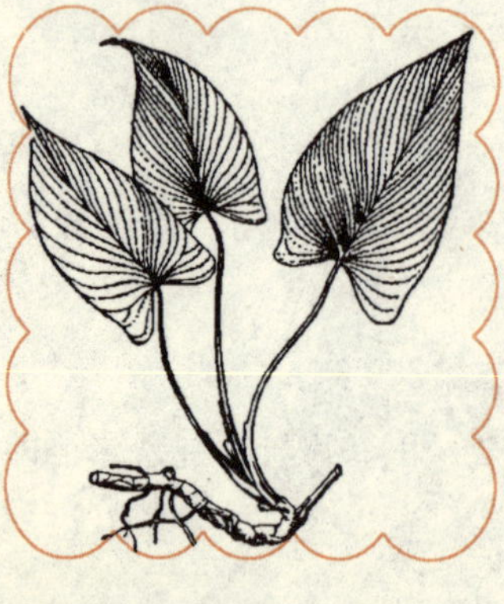

简介 千年健，又名一包针、千年见。为天南星科植物千年健的干燥根茎。产于广西、云南等地。

性味 性温，味辛、苦。归肝、肾经。

功效

祛风除痹，强筋健骨，和胃止痛，消肿排脓。适用于老人筋骨无力、腰膝冷痛、风湿痹痛、手足麻木等症。

用 法

内服：水煎服，每次 5～10 克；或酒浸。

外用：适量，碾末调敷。

偏 方

风湿性关节炎：千年健、桑寄生、青风藤、海风藤各 15 克，羌活、独活各 10 克。水煎服。

坐骨神经痛：千年健、乳香、桃仁、红花、灵仙、当归、丹参、海风藤 30 克，牛膝 60 克，甘草 15 克。同碾细末，装瓶备用。每次 3 克，每日 2 次，黄酒送服。

肌肉萎缩：千年健、姜黄、刘寄奴、桂枝各 30 克，乳香、没药、红花各 10 克。水煎后熏洗，每日 1 次。

动脉硬化：千年健、桂枝、红花、乳香、没药、干姜、川椒、透骨草、鸡血藤各 15 克，樟脑适量。水煎外洗。

足跟痛：千年健、威灵仙各 50 克，艾叶、红花、川芎、羌活、独活各 30 克。水煎成 1500 毫升，另加醋 500 克。每早晚各泡足 1 次。

药膳

千年健猪蹄汤

【原料】薏苡仁、木瓜、伸筋草、千年健各 60 克，猪蹄 2 只。

【制法】①薏苡仁、木瓜、伸筋草、千年健分别洗净，一同装入纱布袋备用。

②猪蹄洗净，放入沙锅中，加入药包后用小火焖炖约2小时。

③待猪蹄煮至熟烂，滤渣后饮汤食肉。

【功效】补血养虚，祛风湿，活血化淤。

猪肘党参千年健

【原料】猪肘1只，党参15克，花生米、千年健各30克。

【制法】猪肘洗净，斩块，与花生米、党参、千年健共煮汤。

【功效】补气健骨，舒筋活络。

络石藤

——通络除痹，清热利湿

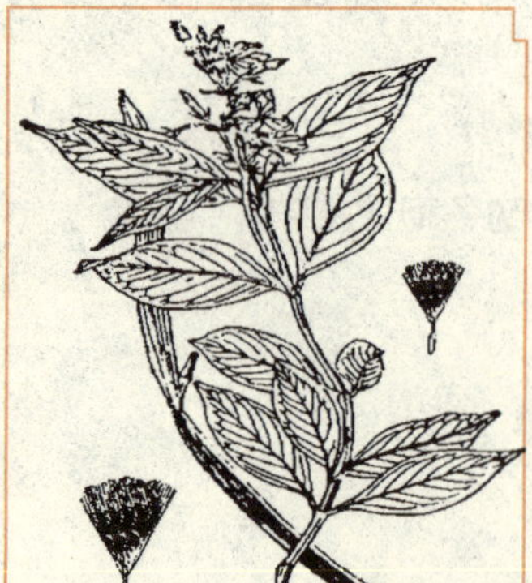

简介 络石藤，又名云英、石龙藤、爬山虎、鹿角草、羊角藤。为夹竹桃科植物络石的茎、叶。产于江苏、安徽、湖北、山东、广东、广西、四川、浙江等地。

性味 性微寒，味苦、微涩。归心、肝经。

功效

通络除痹，凉血消痈，清热利湿。主治风湿性关节炎、急性扁桃体炎、急性咽喉炎、痈疮等症。

用　法

水煎服，每次 6～15 克；或入丸散。

偏　方

筋骨酸痛：络石藤、鸡血藤、桑枝、当归、川牛膝各 9 克，海风藤、天仙藤、川芎各 6 克。水煎服，或头汁内服，二道汁煎水作局部热敷。

热毒型带状疱疹：忍冬藤 30 克，络石藤、延胡索各 15 克，生地 20 克，红藤 18 克。一起用水浸泡 1 小时后，水煎取汁，加入适量红糖调味。每日 1 剂，分服。

肩关节周围炎：络石藤、宽筋藤、海风藤、鸡血藤各 20 克，水煎服。

药膳

草乌骨痛酒

【原料】草乌、桑寄生、荷叶、牛膝、续断、络石藤、香加皮各 50 克，威灵仙、萆薢、何首乌、丹参、木瓜各 25 克，苍术、川芎、麻黄、红花、伸筋草各 13 克，白酒 430 克，赤砂糖 430 克。

【制法】将以上各味药材同碾为粗末，赤砂糖、白酒制成酒糖作溶剂，浸渍 48 小时后渗滤；收集渗液和榨出液合并混合，添加白酒至 4300 毫升静置过滤即成。

【功效】祛风除湿，舒筋活络。

羌防络石汤

【原料】鲤鱼300克，羌活、防风各10克，络石藤12克，西瓜皮30克，大葱、姜、大蒜、料酒各5克，香菜6克。

【制法】羌活、防风、络石藤用纱布包好放入沙锅里加入600毫升水，煎汁；鲤鱼洗净；西瓜皮切成片，葱切成段，姜切丝，蒜切成片，香菜切末；鲤鱼入锅中，放入葱段、姜丝、蒜片、料酒，入药汁小火煮，最后撒上香菜末即可。

【功效】通络除痹，清利湿热。

徐长卿

——祛风化湿，止痛止痒

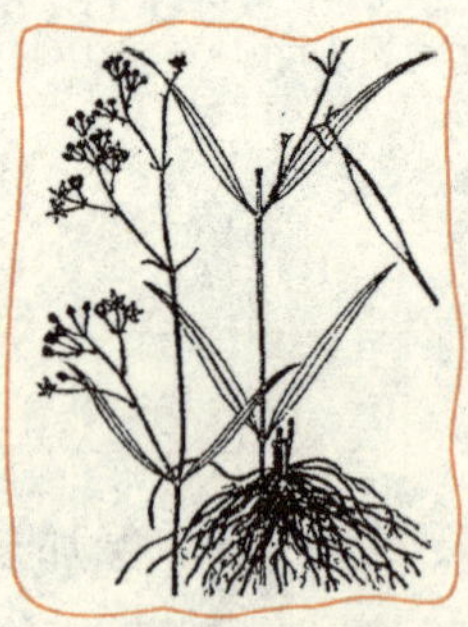

简介 徐长卿，又名了刁竹、竹叶细辛。为萝藦科植物徐长卿的干燥根及根茎。产于我国大部分地区。

性味 性温，味辛。归肝、胃经。

功效

祛风化湿，止痛止痒，活血解毒。适用于风湿痹痛、牙痛、毒蛇咬伤、跌打损伤、神经性皮炎、腰痛、胃脘痛等症。

用 法

每次5～10克，水煎服。

偏 方

风湿性关节炎：徐长卿根30克，浸泡酒25毫升，4～5天服完。

湿疹：徐长卿15克，煎水洗患处。

胃脘疼痛，腹胀吐酸：徐长卿8克，青木香10克，乌贼骨5克，瓦楞子4克，甘草3克，同碾粉。每次服5克，水冲下。

风湿痹痛：徐长卿30克，白酒250毫升。水煎，含漱服。

牙痛：徐长卿15克，水煎，含漱服。

药膳

徐长卿猪肉汤

【原料】徐长卿10克，猪瘦肉（切片）100克。

【制法】徐长卿煎沸后取汁，沙锅中入水，放入猪瘦肉片及药汁，煮汤。

【功效】滋补肾阴，滋养肝血。

徐长卿炒肉丝

【原料】徐长卿20克，猪瘦肉250克，芹菜100克，鸡蛋1个，葱10克，料酒10毫升，姜5克，盐、鸡精各3克，食用油35毫升，淀粉25克。

【制法】徐长卿用水煎煮25分钟，取药液50毫升，备用；猪瘦肉洗净，切成4厘米的细丝；芹菜去老梗、黄叶洗净，切成4厘米长的段；姜切丝；葱切丝；鸡蛋清、淀粉、肉丝用手抓匀，炒锅置大火上烧热，加入食用油，烧六成热时放姜、葱爆香，随即下肉丝、料酒炒至变色，放入芹菜、药液，炒熟，加盐、鸡精即成。

【功效】祛风湿，平肝清热。

第五节 芳香化湿类

厚朴

——化湿除满，行气消积

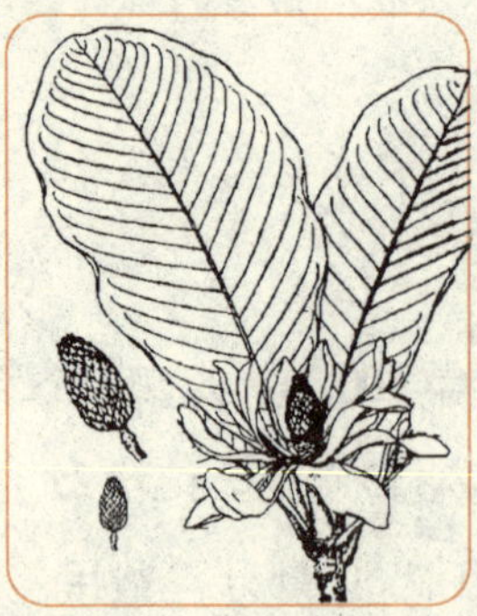

简介 厚朴，又名川朴。为木兰科植物厚朴或凹叶厚朴的干皮、根皮及枝皮。产于四川、湖北、安徽、福建、湖南、贵州等地。

性味 性温，味苦、辛。归脾、肺、胃、大肠经。

功效

行气除湿，化痰平喘。可治中风、伤寒、头痛、寒热惊悸、腹痛胀满、胃中冷逆呕吐、泻痢等症。也可用于妇女产前产后腹胀不安，以及消宿食、明目。对肺炎球菌、结核杆菌、痢疾杆菌，以及一些皮肤真菌等有抑制作用。另外，还对心血管系统也有一定的调节作用。

用法

水煎服，每次3～10克；或入丸、散。

偏方

便秘：厚朴、枳实各10克，大黄6克。水煎服。

虫积：厚朴6克，槟榔15克，乌梅3枚。水煎服。

感冒热喘：厚朴6克，地龙、桑白皮各10克。水煎服。

梅核气：厚朴9克，半夏、茯苓各12克，生姜15克，紫苏叶6克，水煎服。

气短：厚朴、枳实各12克，薤白9克，桂枝6克，瓜蒌12克。水煎服。

药膳

厚朴香附炖猪肘

【原料】猪肘500克，厚朴10克，香附、枳壳、当归各8克，川芎5克，盐、酱油、味精、料酒各适量。

【制法】①各种药材捣碎后装入纱布袋中，扎口备用。

②猪肘洗净，与药袋一同放入沙锅中大火煮沸，然后转小火继续熬煮，同时撇去浮沫。

③待猪肘炖煮至八成熟时，加入盐、酱油、味精、料酒继续炖至肉熟，取出药包装盘即可。

【功效】补血、养虚、增强食欲。

藿香苏叶厚朴粥

【原料】藿香 10 克，苏叶、白芷、茯苓、大腹皮各 3 克，白术、半夏曲、陈皮、厚朴、桔梗、炙甘草各 6 克，粳米 60 克，红糖适量。

【制法】所有药材共碾末。每次取药末 10 克，装入布袋中与水同煎，滤渣取汁；粳米洗净，用冷水浸泡约 1 小时，放入药汁中同煮为粥。

【功效】解暑开胃，止呕平喘。

广藿香

——芳香化湿，和胃解表

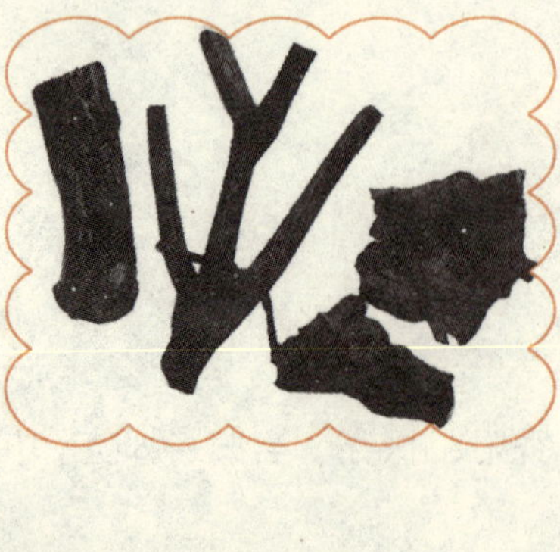

简介 广藿香，又名藿香，枝香。为唇形科植物广藿香的地上部分。产于广东、海南等地。

性味 性微温，味辛。归脾、胃、肺经。

功效

芳香化湿，和胃止呕。可治伤寒头痛、寒热、咳喘、心腹冷痛、反胃呕恶、气泻霍乱、脏腑虚鸣、遍身虚肿、口臭、口腔溃疡等症。对产前、产后气血刺痛及小儿疳伤，对霍乱、疟疾等也有防治和抗菌作用；外用可治疮烂和刀伤流血。

用　法

内服：水煎服，每次 5 ~ 10 克（鲜品 15 ~ 30 克）。

外用：适量，煎水浸洗。

偏　方

头痛恶心：广藿香、苍术、厚朴各 6 克，制半夏、紫苏各 10 克。水煎服。

脾虚：广藿香、葛根、党参、白术各 10 克，木香 3 克。水煎服。

胃痛：广藿香、厚朴、枳实、青木香各 10 克，砂仁 5 克，陈皮 3 克。水煎服。

疟疾：高良姜、广藿香各 15 克。水煎服。

呕吐：广藿香、丁香、木香、半夏、人参、白术各 3 克。碾末制丸，以沉香、朱砂各 3 克为衣，阴干服。

药膳

藿香米粥

【原料】广藿香 10 克，粳米 50 克。

【制法】煎取藿香汁 100 ~ 150 毫升，粳米淘洗后，放入锅内，加清水适量，煮粥，粥将成时，兑入藿香煎汁，稍煮1～2分钟即成。

【功效】解暑祛湿，醒脾开胃。

荷叶藿香饮

【原料】荷叶15克，广藿香6克，姜4片。

【制法】以上三味，水煎服用。

【功效】化湿降脂。

苍术

——祛风散寒，养肝明目

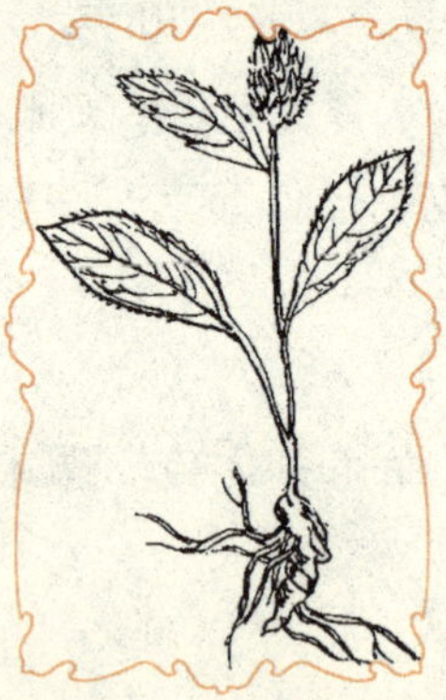

简介 苍术，又名赤术、青术、仙术，为菊科植物茅苍术或北苍术的干燥根茎。产于江苏、湖北、河南、浙江、安徽、江西等地。

性味 性温，味苦、辛。归脾、胃经。

功效

祛风散寒，健脾燥湿。适用于湿困中焦、纳呆脘痞、呕恶苔腻、脾虚湿盛、湿邪下注、妇女带下过多等症。也可用于外感风寒、头痛发热、恶寒无汗、外感湿温、发热胸闷、身痛苔腻、风湿痹症、关节肿痛，疲软无力等。对夜盲症，也有明目之功效。

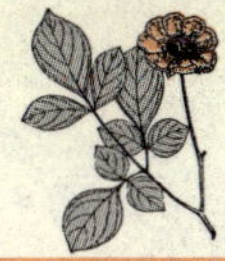

用　法

水煎汤，每次5~9克，熬膏或入丸、散。

偏　方

饮食不消： 沙苑子100克，苍术400克。碾末，用米汤调服，1次15克。

脂溢性皮炎： 熟地黄15克，当归、荆芥、白蒺藜、苍术、苦参、火麻仁各9克，甘草6克。水煎服。

湿温多汗： 知母180克，甘草（炙）60克，石膏500克，苍术、粳米各90克。水煎，去渣服。

鼻息肉： 苍术、白芷各20克，五味子、乌梅各15克。水煎服。

风湿痛： 苍术、知母、荆芥、防风、牛蒡子、蝉蜕、苦参、石膏、当归、黑芝麻、生地黄各6克，木通、甘草各3克。水煎服。

药膳

苍术厚朴炖猪肚

【原料】苍术15克，厚朴10克，陈皮10克，姜10克，葱10克，大枣6枚，甘草5克，猪肚1个，料酒15克，盐6克。

【制法】①猪肚洗净，将苍术、厚朴、陈皮、大枣、甘草、姜、葱、料酒放入猪肚内，扎紧口。

②将猪肚放入炖锅内，加水适量，置大火上烧沸，再用小火炖至熟透，加入盐，搅匀，捞起猪肚，切成4厘米长的条，放回汤中即成。

【功效】健脾胃，益中气。

苍术猪肝米粥

【原料】猪肝100克，苍术9克，小米150克。

【制法】①将苍术焙干碾为细末；小米洗净备用。

②猪肝洗净后切为两片相连，将苍术末放在猪肝中，然后用麻线扎定。

③锅中加入适量水，放入猪肝、小米同煮为粥。

【功效】养肝明目。

苍术杜仲止痛酒

【原料】苍术、补骨脂、鹿角霜各9克，杜仲15克，白酒500毫升。

【制法】①将前四味药材碾成粗末，置容器中，加入白酒，密封。

②浸泡7日后，过滤去渣即成。

【功效】温肾散寒，祛风利湿。

砂仁

——化湿行气，温中止泻

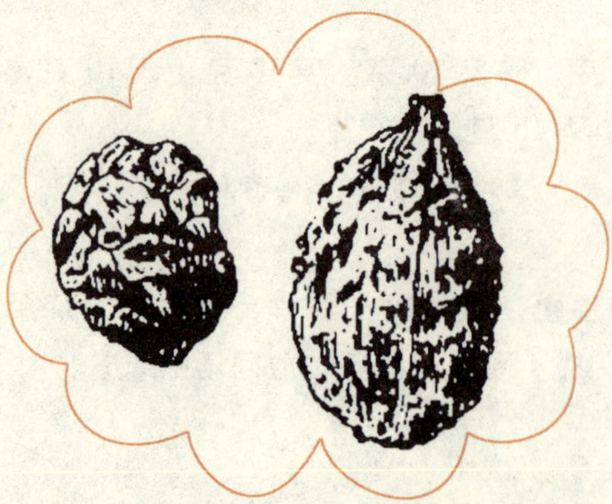

简介 砂仁，又名缩砂仁、春砂仁、缩砂蜜、绿壳砂。为姜科植物阳春砂、绿壳砂、南海砂的干燥成熟果实。产于广东、广西、海南、福建、云南等地。

性味 性温，味辛。归脾、胃经。

功效

化湿行气，温中止呕止泻，安胎。主治脾胃气滞、湿阻中焦引起的诸症。

还具有抗血小板凝聚、抗溃疡、镇痛的作用。

用　法

内服水煎，每次3～6克。

偏　方

胃肠虚弱： 苍术、陈皮、木香、砂仁各6克，厚朴10克，甘草5克。水煎服。

妊娠恶阻： 砂仁（后下）、黄连、陈皮各3克，苏梗、党参、茯苓、制香附各9克，姜半夏12克，生姜、焦白术各6克。水煎服。

胎动不安： 砂仁去皮，炒后碾细末，以热黄酒送下，每服3～6克。

呃逆： 砂仁2克，细嚼后咽下。每日3次。

骨鲠在喉： 砂仁煎汤，频频饮下。

药膳

砂仁鸡肉粥

【原料】砂仁6克，鸡肉100克，粳米150克，盐3克，料酒6克，味精3克。

【制法】①将鸡肉洗净，切成2厘米见方的块，用料酒、盐腌渍；砂仁捣成细末。

②粳米淘洗干净，放入锅内，加水适量，置大火上烧沸，下入鸡肉块、砂仁末，再用小火煮40分钟，加入味精搅匀即成。

【功效】补虚损，助消化。

砂仁香肚条

【原料】猪肚100克，砂仁40克，香油、胡椒粉、花椒、姜、葱、盐、料酒、味精、淀粉各适量。

【制法】①猪肚洗净，在沸水中汆烫5分钟后捞出，刮去内膜后备用；姜洗净切片；葱洗净切段。

②另取锅，加入适量水，放入猪肚，再下姜片、葱段、花椒煮至猪肚熟，撇去浮沫，起锅切成条状。

③锅中的原汤煮沸，放入切好的猪肚条和砂仁搅拌均匀，加入盐、味精、香油、料酒、胡椒粉，然后以淀粉勾芡即成。

【功效】健脾养胃，化湿止痛。

荔砂瘦肉汤

【原料】荔枝干30克，砂仁15克，猪瘦肉400克，盐5克。

【制法】①荔枝干去核，充分浸泡；砂仁洗净，捣碎。

②猪瘦肉洗净，与荔枝干一同剁烂。

③将清水800毫升放入瓦煲内，煮沸后放入剁好的荔枝干、猪瘦肉和砂仁，煲滚10分钟，加盐调味即可。

【功效】提高食欲，增强免疫力。

佩兰

——芳香化湿，醒脾开胃

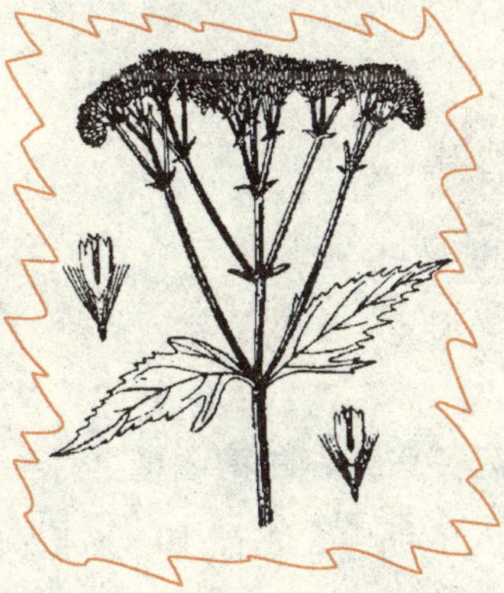

简介 佩兰，又名燕尾兰、香水兰、水香、大泽兰。为菊科植物佩兰的地上部分。产于我国中部、南部地区。

性味 性平，味辛。归脾、胃经。

功效

芳香化湿，醒脾开胃，发表解暑。适用于湿阻中焦、脘闷不饥、口中甜腻、暑湿、湿温等症。

用法

水煎服，每次5~10克。鲜品加倍。

偏方

流感：佩兰叶、藿香叶、陈茶叶各15克，薄荷叶9克，紫苏叶3克，生甘草 5 克。开水泡服当茶饮。

外感风寒湿邪：藿香、佩兰各 9 克，苍术、陈皮各 9 克，川朴 5 克，车前草 20 克。水煎服。

跌打损伤：鲜佩兰 150 克，鲜鹅不食草 100 克，鲜小蜡叶 200 克，鲜地耳草 150 克。共捣烂，敷患处。

腰肌劳损：鲜佩兰 60 克，切碎，鸡蛋 1 ~ 2 只，调匀，加油盐煮熟，用酒送服。

药膳

藿香佩兰二花汁

【原料】藿香、佩兰、扁豆花、金银花各 9 克，白糖适量。

【制法】将上述诸品（白糖除外）同入沙锅中，水煎 10 分钟，去渣取汁，加入白糖溶化即成。每日 1 剂，连服 3 ~ 5 日。

【功效】散热解毒，治疗暑湿伤表型流行性感冒。

佩兰郁金甘草饮

【原料】佩兰叶、郁金、竹茹各 10 克，茯苓、法半夏、滑石各 6 克，陈皮、枳实各 5 克，甘草 2 克，石草蒲 3 克，冰糖 25 克。

【制法】以上药材入锅中，加适量水，大火烧沸，用小火煎煮 40 分钟，滤渣，加入冰糖搅匀即成。

【功效】清热化湿。

佩兰根饮

【原料】佩兰根、红糖各 30 克。

【制法】佩兰根洗净入沙锅，加水适量煎煮30分钟，去渣取汁，冲入红糖即可。

【功效】芳香化湿，通经止痛。

草豆蔻

——温中健脾，化湿醒脾

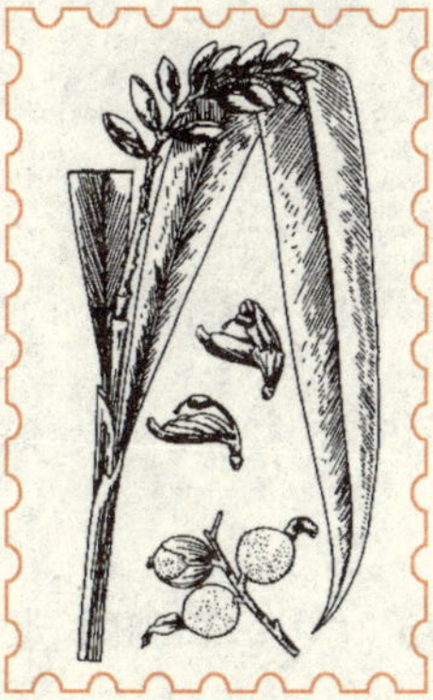

简介 草豆蔻，又名草蔻、漏蔻、偶子、飞雷子。为姜科植物草豆蔻的干燥半成熟种子。产于广东、广西等地。

性味 性温，味辛。归脾、胃经。

功效

燥湿行气，温中止呕。主治寒湿中阻、脾胃气滞而致脘腹冷痛，泛吐清涎、不思饮食、大便溏薄、舌苔白腻等症。

用　法

水煎服，每次3~6克。

偏 方

赤白带下：连皮草豆蔻一枚，乳香一小块，面裹煨焦黄，同面碾细。开水冲服，每次10克，每日2次。

湿热内阻型克隆病：蒲公英、苦参各30克，石榴皮、草豆蔻各9克，生黄芪15克，桂皮6克。浓煎取汁100～150毫升，每晚睡前保留灌肠1次。连续治疗30天为1疗程。

剥脱型唇炎：白术、枳壳、黄柏、芡实各10克，茯苓、生扁豆各12克，生薏苡仁、花粉各15克，草豆蔻、桂枝各6克。水煎服。

药膳

草豆蔻煲乌骨鸡

【原料】乌骨鸡500克，草果5克，草豆蔻5克，盐2克，味精1克。

【制法】①将乌骨鸡宰杀洗净。

②草果、草豆蔻放入乌骨鸡腹内，以竹签缝好切口，加水煮沸后炖煮烂，放入盐、味精即可食用。

【功效】温中健胃。

草豆蔻鲫鱼汤

【原料】草豆蔻6克，鲫鱼2条，陈皮、胡椒各3克，生姜4片，盐适量。

【制法】草豆蔻捣拦，装入洗净的鱼肚内，与陈皮、胡椒、姜片同入锅，加水大火煮沸，改小火再煮1小时，加入盐调味。

【功效】化湿醒脾。

第六节 祛湿利尿类

车前子

——祛痰明目，清热利尿

简介 车前子，又名车前实、风眼前仁、虾蟆衣子。为车前科植物车前或平车前的干燥成熟种子。产于黑龙江、辽宁、河北等地。

性味 性寒，味甘。归肝、肾经。

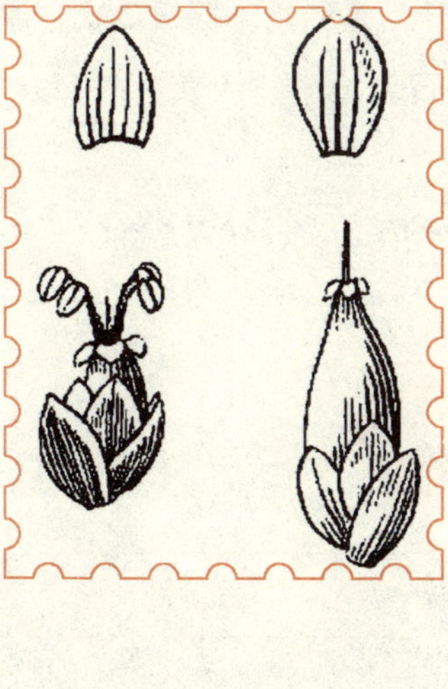

功效

利水通淋，渗湿止泻，清肝明目，祛痰止咳。内服有显著的利尿作用，可增加尿素、尿酸及氯化钠的排出量，并能使气管、支气管的分泌增加、呼吸运动加深减缓，故有止咳化痰之效。

用 法

内服：煎汤或入丸、散，每次 5 ~ 15 克。

外用：适量，煎汤清洗患处，或碾末调匀后敷于患处。

偏 方

小便不利：车前子 9 ~ 15 克，水煎服。

小儿消化不良：车前子炒焦，捣碎口服。

尿少水肿：车前子 12 克，布包入沙锅中，加水 200 毫升煎至 100 毫升，去车前子，加粳米 50 克，再加水 400 毫升，煮稀粥，每日 2 次，温热服食。

热结膀胱：木通、瞿麦、扁蓄、滑石、栀子、大黄、甘草、车前子各等份一起碾细粉，每次 15 克，水煎服。

高血压：每日取车前子 9 ~ 18 克，水煎 2 次，代茶饮。

药膳

山药车前粥

【原料】生山药 30 克，车前子 12 克。

【制法】①将山药切碎，碾成粉；车前子装入纱布袋内，扎紧口。

②将山药粉末放入小锅内，加水适量，调匀，再放入车前子药袋，置小火上熬煮成粥，除去药袋即可。

【功效】健脾固肠，益肾利尿。

车前子米粥

【原料】车前子 20 克，粳米 60 克。

【制法】①车前子洗净后用纱布包好，煎汁备用。

②粳米洗净，浸泡约 1 小时后沥干。

③锅中加入粳米与车前子汁，同煮为粥。

【功效】消肿利尿，明目止咳。

车前草

——利尿通淋，清热利湿

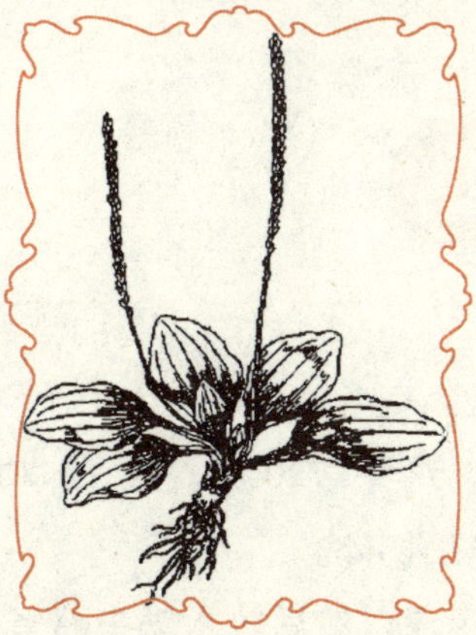

简介 车前草，又名当道、车轮菜。为车前科植物车前的干燥全草。产于长江以南地区。

性味 性微寒，味苦。归肝、肾、小肠经。

功效

利尿通淋，杀虫，止痒，清热利湿。主治痛风、肝炎、气管炎、菌痢、尿道炎、结膜炎等症。

用法

内服：煎汤或捣汁饮，每次 15 ~ 30 克。

外用：适量，煎水洗，绞汁涂或捣烂敷。

偏方

肝炎：鲜车前草 30 克，鲜胡荽 30 克，鲜地耳草 30 克，栀子 10 克。水煎服。

泌尿系结石：车前草 30 克，千斤拔 60 克，穿破石 15 克，两面针根 15 克。水煎服。

急性结膜炎：车前草 30 克，谷精草 15 克。水煎服。

小便赤痛：车前草 15 克，墨旱莲 15 克，桑白皮 10 克，积雪草 15 克，加盐适量。水煎服。

药膳

二草蚌肉汤

【原料】河蚌 120 克，车前草 30 克，鸡骨草 20 克，盐、味精各适量。

【制法】①车前草、鸡骨草分别洗净后切碎。

②河蚌在清水中养 1 天，使其吐尽污泥，然后放入锅中略煮片刻，去壳取肉。

③锅中加入适量水，放入车前草、鸡骨草、蚌肉，大火煮沸，然后转小火续煮约1小时。

④食用前加入盐、味精调味即可。

【功效】利水消肿、祛痰。

车前草蕹菜猪腰汤

【原料】猪腰250克，蕹菜500克，车前草（鲜）60克，盐、味精各适量。

【制法】车前草择净，洗好，以清水大火煎煮15分钟后，滤渣取汁；蕹菜洗净；猪腰洗净切片；锅中加入车前草汁，放入猪腰、蕹菜稍煮片刻；加入适量盐、味精调味即可。

【功效】清热解暑，消肿利水。

泽泻

——利水渗湿，强肾泻火

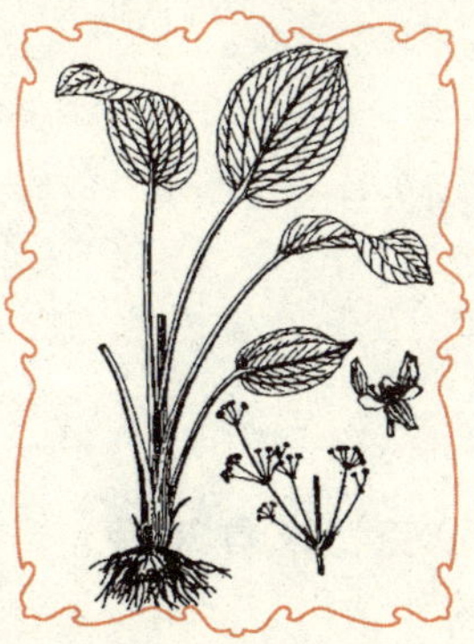

简介 泽泻，又名水泽、如意花、车苦菜、天鹅蛋、天秃、一枝花、水泻、芒芋、鹄泻、泽芝、及泻。为泽泻科植物泽泻的干燥块茎，产于四川、福建。

性味 性寒，味甘。归肾、肠经。

功效

利水渗湿，泄热。用于治水肿、小便不利、淋漓涩痛、泄泻、带下等症。还用于肾炎水肿、风心病水肿、泌尿道感染、急性肠炎、黄疸型肝炎等。

用 法

每次6～9克，水煎服。

偏 方

小便黄赤： 泽泻、猪苓、茯苓、滑石各9克，阿胶珠4.5克（溶化）。水煎服。

湿热黄疸： 茵陈、泽泻各9克，滑石6克。水煎服。

水湿肿胀： 泽泻、白术各30克，同碾为末。每服9克，茯苓汤送下。

暑天吐泻： 泽泻、白术、茯苓各9克。加水1碗、姜5片、灯芯10根，煎取八成，温服。

眩晕： 泽泻15克，白术15克。水煎服。

药膳

泽泻茯苓蒸鸡

【原料】母鸡1500克，泽泻60克，茯苓60克，米酒20克。

【制法】①将母鸡宰杀后去毛和内脏，洗净。

②将泽泻、茯苓洗净后与米酒同放入鸡腹内。

③将鸡放入盆中，置蒸笼内，大火蒸3~4小时，拣去泽泻、茯苓即可食用。

【功效】利水消肿。

泽菇木耳汤

【原料】泽泻15克，香菇150克，黑木耳50克，姜5克，葱10克，料酒10克，盐2克，鸡精2克，鸡油20克。

【制法】①将泽泻碾成粉；香菇洗净，切成薄片；黑木耳泡发后去蒂，撕成瓣状；姜切片，葱切段。

②将泽泻、香菇、黑木耳、姜、葱、料酒同放锅内，加水800毫升，置大火上烧沸，再用小火煮30分钟，加入盐、鸡精、鸡油即成。

【功效】渗湿利水，开胃止血，祛脂减肥。

茵陈

——清热利湿，利胆退黄

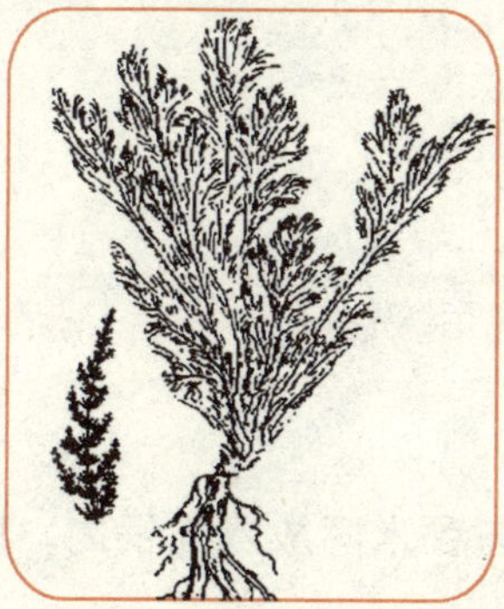

简介 茵陈，又名因陈蒿、茵尘、绵茵陈、西茵陈、野兰蒿、婆婆蒿。茵陈为菊科多年生草本植物茵陈蒿、滨蒿等的幼苗。产于山西、陕西、安徽等地。

性味 性微凉，味苦。归肝、胆经。

功效

清热利湿，利胆退黄。主治肝炎、黄疸、风疹瘙痒、皮肤肿痒、小便黄涩、身面发黄等症。

用　法

内服：水煎服，每次 6 ~ 15 克。

外用：适量。

偏　方

黄疸性肝炎：茵陈 180 克，栀子 20 克，大黄 60 克。同煎成 1500 毫升，分 3 次服。

慢性肝炎：茵陈 30 克，地耳草 15 克，木贼 15 克，车前草 30 克，栀子根（用陈土炒）15 克。水煎服，每日 1 剂，7 日为 1 个疗程。

遍身黄疸：茵陈 1 束，与姜一起捣烂，每日擦胸前和四肢。

眼热红肿：茵陈、车前子各等份。煎汤，以细茶调服数次。

风疾挛急：茵陈 500 克，面粉 1500 克，高粱米适量，和匀照常法酿酒，每日饮服。

药膳

茵陈米粥

【原料】茵陈 15 克，粳米 150 克。

【制法】将茵陈洗净，切 2 厘米长的段，与粳米同放入炖锅内，煎煮 25 分钟，再用小火煮 35 分钟即成。

【功效】清热利湿，降低血脂。

茵陈煮鸡肉

【原料】茵陈 30 克，鸡肉 150 克，葱 1 根（切段），黄甜椒丝，豌豆苗、盐各适量。

【制法】①将茵陈洗净，用水煎取药汁，去渣。

②将鸡肉炒熟后加入茵陈汁，焖煮至汁干，再放入葱段、黄甜椒丝、豌豆苗、盐略炒即可。

【功效】清利湿热，利胆退黄。

金钱草

——清热利尿，除湿退黄

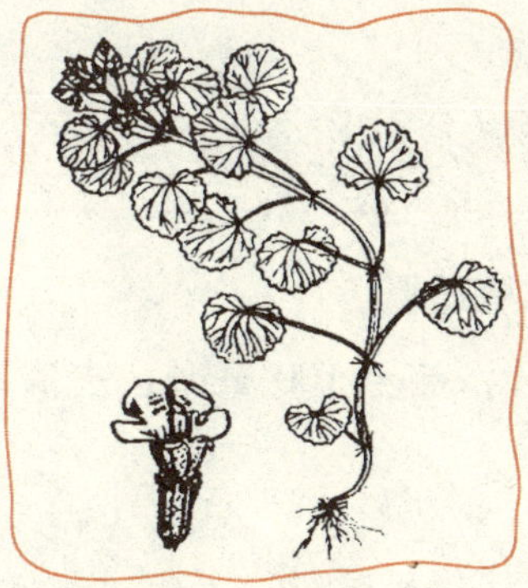

简介 金钱草，又名过路黄、大连钱草、蜈蚣草、大金钱草。为报春花科植物过路黄的全草或带根全草。产于四川、江苏、广西、浙江、湖南等地。

性味 性寒，味甘、咸。归胆、肾经。

功效

清热，镇咳，利尿，消肿，解毒。适用于热淋、石淋、砂淋、小便涩痛、黄疸尿赤、尿路结石等症。

用　法

内服：煎汤，每次 15 ~ 25 克（鲜者 50 ~ 100 克）；或浸酒，捣汁。

外用：捣敷或绞汁涂。

偏　方

肾虚水肿：金钱草 30 克，茴香 6 克，猪蹄 2 只，加水炖服。

泌尿系统结石：大叶金钱草 30 克，蒸猪腰服用。

疔疮：金钱草捣汁，兑淘米水或酒服用。

跌打损伤：金钱草洗净，捣汁 1 小杯饮服。

痔疮：金钱草干品 30 克，水煎服。

药膳

金钱草米粥

【原料】新鲜金钱草 60 克，粳米 50 克，冰糖适量。

【制法】金钱草洗净，切碎，加水 200 毫升，煎至 100 毫升，去渣取汁，放入粳米、冰糖，再加水 400 毫升，煮稀粥。

【功效】利尿退黄。

茵陈金钱草米粥

【原料】茵陈、金钱草、玉米须各 20 克，粳米 30 克，白糖适量。

【制法】将前三味药材一同入沙锅，加水适量煎煮 30 分钟，去渣后与淘洗干净的粳米一同煮粥，加白糖调味即可。

【功效】清热利胆，利尿退黄。

金钱车前利尿饮

【原料】金钱草、车前子、鱼腥草、扁蓄草、鸭跖草各20克，白糖50克。

【制法】①将前五味中药材洗净，放入锅内，加水3000毫升。

②将锅置大火上烧沸，再用小火煎煮25分钟，用纱布滤过，在药汁内加入白糖，拌匀即成。

【功效】清热解毒，利尿消肿。

海金沙

——清热解毒，利湿通淋

简介 海金沙，又名海金砂、竹园荽等。为海金沙科蕨类植物海金沙的成熟孢子。产于广东、浙江、江苏、湖南等地。

性味 性寒，味甘、咸。归小肠经。

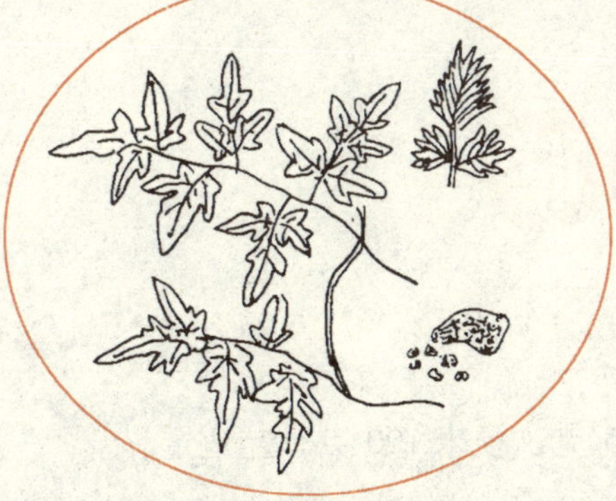

功效

清热利湿，通淋止痛，抗菌消炎。适用于热淋、砂淋、石淋、血淋、膏淋、尿道涩痛等症。

用 法

煎服，每次 6～12 克，宜包袋煎水服。

偏 方

热淋急痛：将海金沙阴干，碾末。每次取 6 克，煎生甘草汤调服。药中加滑石亦可。

血淋：海金沙碾为末。每次服 3 克，红糖水送下。

前列腺增生：海金沙、生蒲黄（如有血尿，改蒲黄炭 6 克）各 10 克，穿山甲 15 克，没药 3 克（冲服），琥珀 1 克（冲服）。水煎服，每日 1～2 剂。

小便不通：海金沙 30 克，蜡南茶 15 克。一起捣碎，每次服 9 克，生姜、甘草煎汤送下，每日 2 次。

小便膏淋如油：海金沙、滑石各 30 克，甘草梢 7.5 克，共碾为末。每次服 6 克，麦门冬煎汤调服，每日 2 次。

药 膳

核桃金沙米粥

【原料】核桃仁 10 个，海金沙 15 克，粳米 100 克，盐适量。

【制法】粳米洗净，冷水浸泡 30 分钟，捞出，沥干水分，核桃仁捣碎，海金沙用布包扎好，加水 600 毫升，煮约 20 分钟，去海金沙，入粳米煮粥。粥成后下盐调味即可。每日早晚，空腹温热服用。

【功效】化石排石。适用于尿路结石。

海金沙竹叶茶

【原料】茶叶5克，海金沙、竹叶各15克，甘草5克，生姜2片。

【制法】以上各味药材一起用水煎服。

【功效】清热利湿。

淡竹叶

——清热利尿，生津止渴

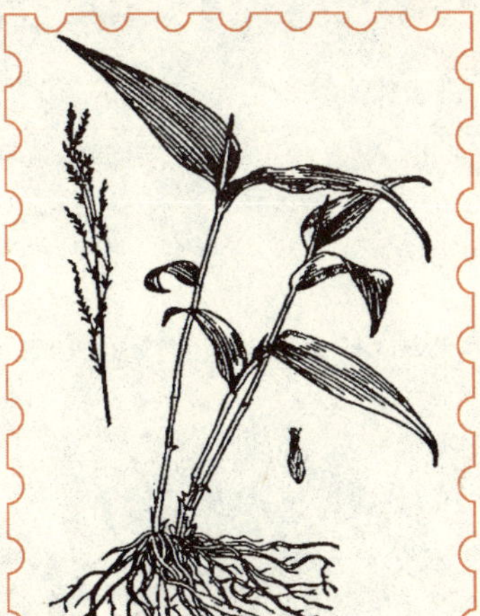

简介 淡竹叶，又名林下竹、迷身草、山鸡米、山冬。为禾本科植物淡竹叶的干燥茎叶。产于浙江、安徽、江苏、江西、湖南、湖北、福建、台湾、广东、广西、海南、四川、贵州、云南等地。

性味 性寒，味甘淡。归心、肠经。

功效

清热利尿，生津止渴，除烦。主治热病口渴、心烦、小便赤涩、淋浊、口糜舌疮、牙龈肿痛等症；具清心火，除烦热，利小便的作用。

用　法

水煎服，每次用量 5～10 克。

偏　方

口疮： 淡竹叶 10 克，木通 10 克，甘草 6 克，生地黄 15 克。水煎服。

热病烦躁： 淡竹叶 15 克，生地黄 10 克，麦冬 10 克，知母 10 克。水煎服，热甚加石膏 30 克同煎。

感冒发热： 淡竹叶 30 克，葛根 15 克，路边青 15 克，岗梅根 10 克，薄荷 6 克。水煎服。

药膳

淡竹叶米粥

【原料】淡竹叶 15 克，粳米 30 克。

【制法】先把淡竹叶加水煎成药汤，滤去渣滓取汁，再加入粳米煮成粥。可加入冰糖调味，每日早晚食用。

【功效】清心泻火，利尿。

竹叶人参汤

【原料】淡竹叶 6 克，石膏 30 克，半夏 8 克，麦冬 10 克，人参 5 克，甘草 4 克，粳米 10 克。

【制法】将上述药食材放入加有适量清水的沙锅中，待煮至水剩六成时，去渣，取出粳米粒，即可饮汤。每日 3 服。

【功效】清热除烦，生津。

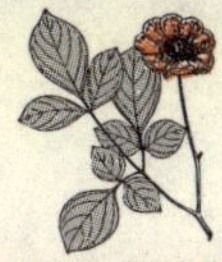

竹叶山药清热茶

【原料】淡竹叶、山药、绿茶各6克。

【制法】山药捣碎成颗粒，与淡竹叶、绿茶一同用热水冲泡食用。

【功效】清热除烦，利尿解渴。

第七节 温中暖胃类

吴茱萸

——止痛止呕，补脾暖胃

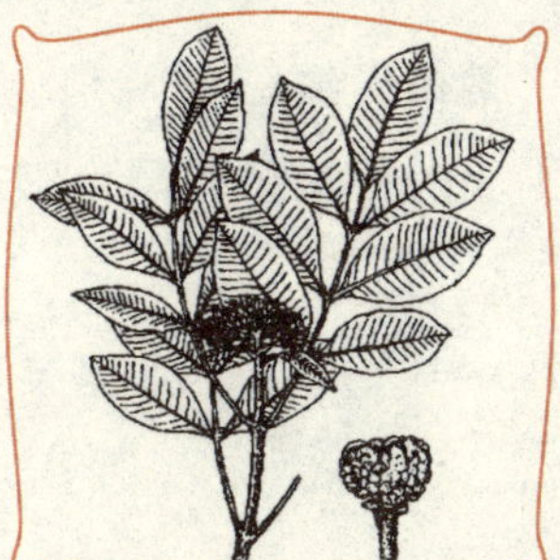

【简介】吴茱萸，又名吴萸、优辣子、茶辣。为芸香科植物吴茱萸的近成熟种子。产于秦岭以南各省。

【性味】性温，味辛，有小毒。归脾、胃经。

功效

止泻助阳，止痛止呕，补脾暖胃。有温肾阳、暖子宫、燥湿杀虫、祛风散寒作用，治疗阳痿、性功能减退，子宫寒而不孕等症。

用　法

内服： 煎汤或入丸、散，每次2～6克。

外用： 适量，煎水洗或碾末调敷。

偏　方

干呕： 吴茱萸6克，党参15克，大枣6枚，生姜10克。水煎服。

胃溃疡： 吴茱萸5克，党参、黄芪、丹参各15克，木香、乌药各10克。水煎服。

口舌生疮： 吴茱萸适量，碾粉，醋调敷脚心。

药膳

吴茱萸米粥

【原料】吴茱萸2克，粳米50克，生姜、葱白各适量。

【制法】①粳米洗净，在冷水中浸泡约1小时；吴茱萸碾为细末；姜洗净切片；葱白洗净切段备用。

②锅中加入适量水，放入粳米同煮为粥，待米熟后下入吴茱萸、姜片、葱白段稍煮片刻即成。

【功效】止痛止吐，补脾暖胃。

茱萸良姜猪胰羹

【原料】胡椒、吴茱萸、良姜各6克，猪胰1副，盐适量。

【制法】猪胰切细丝煮烂，其他药材碾细末，与猪胰蒸为羹，加入适量盐调味即可。

【功效】温里截疟。

肉桂

——补火助阳，散寒止痛

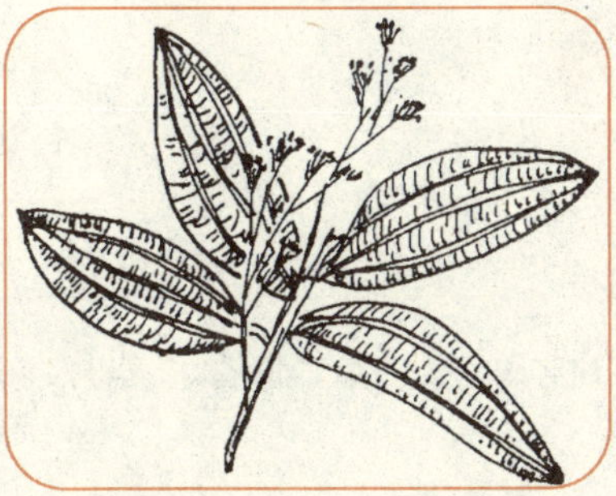

简介 肉桂，又名玉桂、桂皮、桂心。为樟科植物肉桂的干皮或枝皮。主产于广东、广西、海南、云南等地。

性味 性大热，味辛、甘。归脾、肾、心、肝经。

功效

益精明目，暖腰膝。可补元阳、暖脾胃、除积冷、通血脉、利关节，其所含桂皮油还能刺激胃肠黏膜，有助于消化，解除胃肠痉挛性疼痛，增加胃液分泌，促进胃肠蠕动，排除消化道积气，兴奋神经血管，促进血液循环并使体温上升。

用　法

每次 3 ~5 克，重症可用 15 克。

偏　方

脘腹痛： 肉桂 10 克（碾末），加米酒 200 毫升煎至 100 毫升，去渣，稍热服。

寒疝疼痛： 肉桂 9 克，姜 10 克。水煎取汁，加红糖、黄酒适量，分 3 次温服。

小儿遗尿： 肉桂、雄鸡肝（烤干）各等份，碾细末，每次 6 克。

老年支气管肺炎： 肉桂 9 克，碾末，冲服，每日 3 次。

前列腺增生： 穿山甲（炒）6 份，肉桂 4 份，同碾为末。每次 10 克，蜂蜜水送服，每日 2 次。

药膳

甘草肉桂炒牛肉

【原料】甘草 6 克，牛肉 1000 克，肉桂 3 克，盐、茴香、姜片、酒酿、白糖、熟食用油、高汤各适量。

【制法】①将牛肉切块，用沸水煮至三成熟，捞起放凉，切成肉条。

②以小火热锅，加入高汤，放入牛肉条、肉桂、甘草、盐、茴香、姜片、酒酿、白糖、熟食用油，煮 6 小时左右。

③至高汤快干时，不断翻炒至锅中发出油爆响声时捞起，沥干油，待凉后拣出姜片、茴香、肉桂、甘草即成。

【功效】补益脾胃，温中散寒。

肉桂姜米粥

【原料】肉桂3克，生姜9克，米酒1~2汤匙。

【制法】粳米适量加水煮粥，煮好后加入肉桂煮2~8分钟，然后冲入米酒，搅拌即可。

【功效】温肾壮阳，暖胃祛寒。

丁香

——温中降逆，温肾助阳

简介 丁香，又名丁子香、公丁香、雄丁香、百里馨等。为桃金娘科植物丁香的干燥花蕾。产于海南、广东等地。

性味 性温，味辛。归胃、脾、肾经。

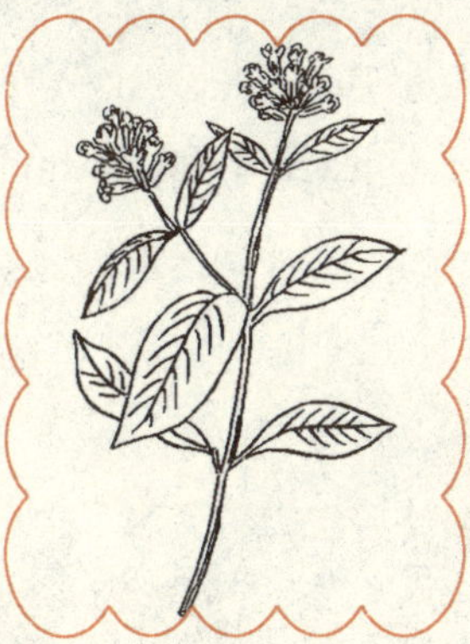

功效

温中降逆，温肾助阳。可止五色毒痢，疗五痔。还能治冷劳反胃，鬼疰虫毒；可杀酒毒，消胁肋间硬条块；疗肾气奔豚气，阴痛腹痛，壮阳，暖腰膝。疗呕逆，去胃塞，理元气。

用　法

煎服每次 2～5 克；或入丸、散剂。

偏　方

暴心痛： 丁香末适量用酒送服。

干霍乱痛（不吐不下）： 用丁香 14 枚碾末，和入 1000 毫升水沸汤，顿服，如不愈，再服。

小儿吐泻： 用丁香、橘红各等份，炼蜜和成黄豆大的丸，米汤送下。

口臭： 木香 10 克，丁香 6 克，藿香、白芷各 12 克，葛根 30 克。煎汤含漱。

心口痛不止： 丁香 25 克，桂心 50 克。捣成粉末，每次 5 克，于饭前用热酒调服。

妇人崩中： 丁香 100 克，黄酒 2000 毫升，煎至 1000 毫升，分数次服下。

药膳

丁香姜糖条

【原料】生姜 40 克，红糖 200 克，丁香 5 克，食用油适量。

【制法】①将丁香磨成粉状；生姜洗净剁碎末。

②将红糖放入锅中，加水适量，以小火煎熬。

③糖熬至较稠厚时，加入姜末及丁香粉调匀。

④再继续煎熬至用铲挑起即成丝状而黏手时，停火。

⑤将糖倒入涂过食用油的大搪瓷盘中，稍冷切条块。

【功效】温中散寒。主治冻疮。

丁香鱼丸火锅

【原料】丁香6克，蛤蜊肉200克，鱼丸100克，墨鱼2条，虾仁100克，鸡汤4碗，粉丝、芹菜、冻豆腐、葱、味精各适量。

【制法】将蛤蜊肉、虾仁洗净备用；鱼丸切片；墨鱼除去腹内杂物洗净后，在沸水锅里速烫一下，然后切成2片；粉丝用热水泡软，切成段；芹菜切成寸段；冻豆腐切成小块；葱切小段。将以上各食材先各放一半入锅，汤也加入一半，并可加入适量葡萄酒与盐，大火烧5~6分钟后，即可趁热吃，边吃边加另一半食材。

【功效】暖胃强身。

香梨汤

【原料】雪梨1个，丁香4粒，冰糖适量。

【制法】①丁香洗净沥干，碾末备用；雪梨洗净，挖去果核后用丁香塞入封好。

②锅中加入适量水和冰糖搅匀，然后放入封好的雪梨同煮。

③小火煮约1小时后即可服用。

【功效】温中祛寒，暖胃止呕。

干姜

——温中散寒，回阳通脉

简介 干姜，又名白姜、均姜、干生姜。为姜科植物姜的干燥根茎。产于四川、广东、广西、湖北、贵州、福建等地。

性味 性大热，味大辛。归心、肺、胃经。

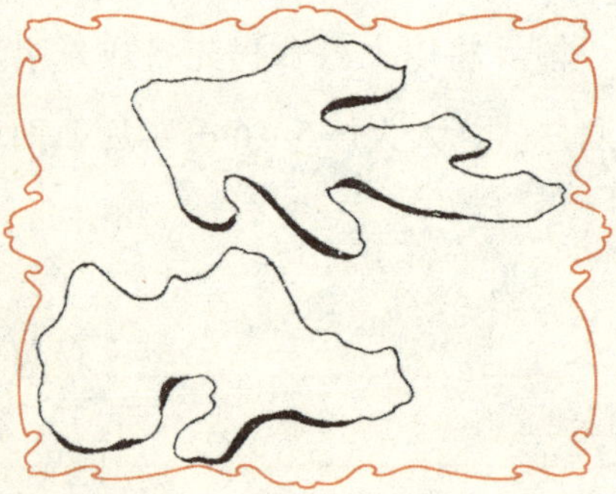

功效

温中逐寒，回阳通脉。主治脾胃寒凉、脘腹冷痛、呕吐、泻痢、汗出肢冷、脉微欲绝、寒痰咳喘等症。还可用于治疗风湿性关节炎、褥疮等。

用法

每次 3～10 克，水煎服。

偏方

寒凝痛经：干姜 5 克，大枣 10 枚，红糖 30 克。将大枣去核洗净，干姜洗净切片，加红糖同煎汤服。每日2次，连续5~7天。

细菌性痢疾：干姜丝、绿茶各3克。水煎浓汁，代茶饮。

下肢寒冷：桂枝、干姜、红花、川椒各9克。将诸药加水1500毫升，煎沸10分钟后倒入盆中，加冷水至温度适宜，将双脚浸入盆内，边浸泡边揉。水温下降时，加热水，泡至双脚暖和、皮肤发红为度，需15~20分钟。每晚临睡前浸泡脚，连续3~5天。

花斑癣：干姜10克，蛇床子30克。碾细，香油调擦患处，每日2次。

药膳

二姜养生米粥

【原料】干姜1~3克，高良姜3~5克，粳米100克。

【制法】先煎干姜、高良姜，取汁，去渣，再入粳米同煮为粥。

【功效】暖和脾胃，散寒止痛。

赤石脂干姜米粥

【原料】赤石脂30克，干姜10克，粳米60克。

【制法】赤石脂打碎，与干姜入锅，加水300毫升，煎至100毫升，去渣取汁备用。粳米煮为稀粥，加入药汁，煮开1~2沸。

【功效】温中健脾，涩肠止痢。

四逆散寒羊肉汤

【原料】羊腿肉250克，熟附片12克，党参30克，干姜、炙甘草各10克，葱、花椒各适量。

【制法】以上各味药材同装入纱布袋内，与羊腿肉 250 克（切块）同炖，肉烂后去药包，加盐、味精调味即可。

【功效】温阳散寒。

花　椒

——散寒除湿，温中止痛

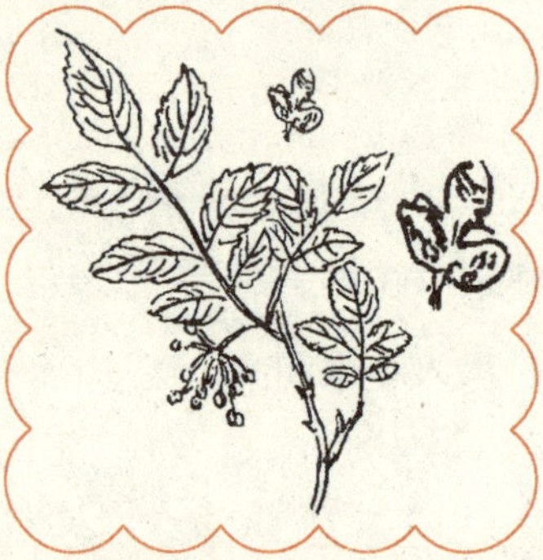

简介 花椒，又名川椒、蜀椒、巴椒、大椒、秦椒、南椒、点椒、红椒、青椒，产于我国大部分地区。

性味 性热，味辛。归脾、胃、肾经。

功效

温中散寒，除湿止痛。可治积食停饮、心腹冷痛、呕吐、呃逆、咳嗽气逆、风湿寒痹、泄泻、痢疾、疝痛、齿痛等症。临床用于止腹痛、回乳等，均有不错的疗效。

用　法

内服： 水煎服，每次 3 ~5 克。

外用： 适量。

偏　方

胃腹冷痛：花椒、干姜各6克，党参12克。水煎服。

蛔虫性肠梗阻：花椒10克，香油200克，炸至花椒微焦为止，去花椒放凉，一次服用。

回乳：花椒10克，水煎成250毫升，加红糖30克，一日服1剂，一般为连服2剂。

牙痛：花椒15克，醋60毫升。煎10分钟，待温含漱。

口疮：取花椒适量，用水清洗干净，加面粉拌匀煮为粥，空腹服下，以饭压之。

药膳

大枣花椒汤

【原料】大枣30颗，花椒粒、姜片各适量。

【制法】①大枣洗净，去核。

②锅内放入大枣，加400毫升水，大火烧沸，投入花椒粒、姜片，改用小火煎汤，汤沸后再煎10分钟即成。

【功效】温中补血。

椒糖汤

【原料】花椒12克，红糖30克。

【制法】花椒洗净。将锅置火上，加水400克，放入花椒，煎成250克，加入红糖搅拌至糖溶化即可。

【功效】散寒下气。

花椒丸

【原料】花椒100克，面糊适量。

【制法】花椒炒碾成末，用面糊制丸食用。

【功效】理气和胃，降逆下气。

小茴香

——散寒止痛，理气和胃

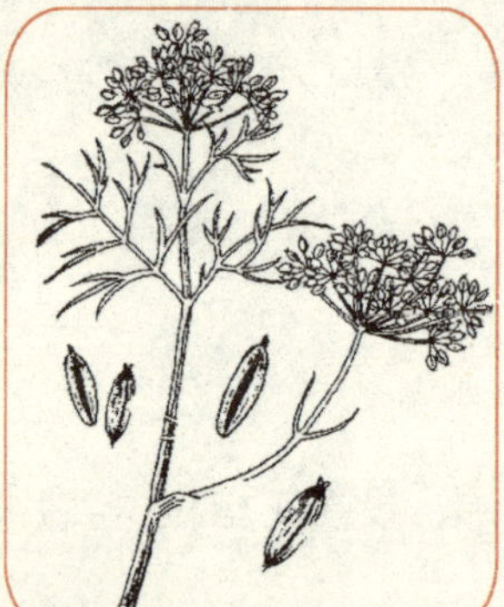

简介 小茴香，又名谷茴香、谷茴、茴香、土茴香、野茴香、大茴香、谷香、香子、小香。为伞形科植物茴香的果实。产于山西、内蒙古、甘肃、辽宁等地。

性味 性温，味辛。归肝、脾、胃、肾经。

功效

散寒止痛，理气和胃。主治寒疝腹痛、脘腹冷痛、胃寒气逆、呕吐少食。还常用于慢性睾丸炎、睾丸结核、嵌闭性小肠疝、慢性胃炎、胃肠痉挛、消化不良等症。

用　法

内服：煎汤或入丸、散，每次3～9克。

外用：适量，炒热温烫或碾末调敷。

偏　方

妇女痛经：小茴香6克，炮姜4.5克，元胡、五灵脂、没药、川芎、当归、赤芍各9克，肉桂、甘草各3克，香附6克。水煎服。

胃寒痛：小茴香、干姜、木香各10克，甘草6克。水煎服。

药膳

小茴香蒸鲈鱼

【原料】小茴香15克，大蒜30克，鲈鱼300克，料酒、姜、葱、蒜、盐、酱油、白糖各适量。

【制法】①鲈鱼宰杀后，去鳃及内脏，洗净；小茴香洗净；蒜去皮，洗净后切片；姜洗净切片；葱洗净切段。

②把鲈鱼放入器皿中，注入适量水，加入小茴香、蒜片、料酒、姜片、葱段、盐、白糖。

③将蒸盆放入笼屉中，大火蒸约30分钟即成。

【功效】祛腹水，健脾补肝。

小茴香牛肉块

【原料】瘦牛肉400克，白芝麻200克，奶油50克，小茴香15克，酱油、白糖各适量。

【制法】①牛肉洗净切块；白芝麻炒香，碾为细末备用。

②牛肉块和白芝麻末拌匀，使芝麻末均匀沾在牛肉上。

③小茴香用小火炒出香味，碾末后也撒在牛肉块上。

④锅中放入30克奶油，以大火熬溶化，然后下入牛肉块后炒制片刻，加入酱油、糖调味，再以小火煮约30分钟即可。

【功效】强肾健体，理气和中。

第八节 行气止痛类

香附

——调经止痛，行气解郁

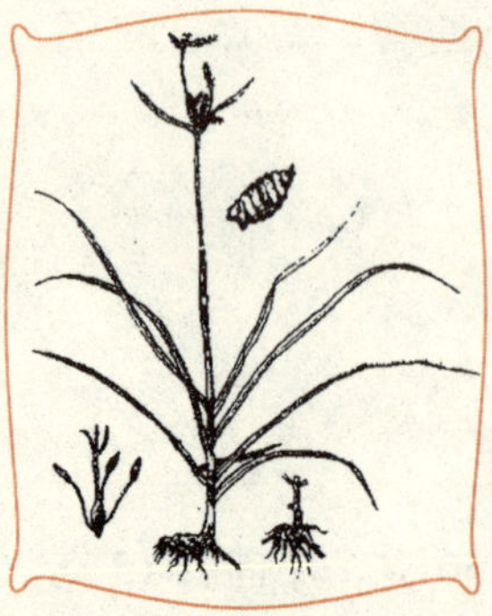

简介 香附，又名雀头香、莎草根、香附子、雷公头、香附米、三棱草根，为莎草科植物莎草的干燥根茎。产于陕西、甘肃、山西、河北、河南等省。

性味 性平，味辛、微苦。归肝、肠经。

功效

行气解郁，调经止痛。用于肝郁气滞引起的胸胁腹胀痛，以及肝气郁结引起的乳房胀痛、月经不调、闭经等；还用于寒滞肝脉引起的疝气疼痛、痛引小腹；另外，还可治疗男子心肺两虚。

用　法

内服：煎汤，每次6~10克；或入丸、散。

外用：适量，碾末散，调敷或做饼热敷。

偏　方

偏正头痛：川芎100克，香附（炒）200克。同碾为末，以茶调服。

乳腺增生：柴胡、香附各9克，蒲公英30克（鲜者60克），赤芍12克，红花4.5克。水煎服。

月经不调：柴胡、当归各6克，杭白芍15克，香附5克，川楝子10克。水煎服。

吐血：用童便调香附末或白及末服之。

跌打损伤：炒香附12克，姜黄18克。共碾细末，每次服3克，一日3次。孕妇忌服。

肝火上旺：桃仁20克，香附30克，黄酒250克。前两味药材洗净，浸泡酒中3天，每次服15~30克，日服2次。

心神不宁：香附60克，川芎30克。炒后碾末，每日2次，每次6克，以茶水送服。

药膳

当归香附鸡

【原料】当归、党参各 20 克，香附 12 克，老母鸡 1 只，生姜、盐、味精、料酒、葱各适量。

【制法】①母鸡处理干净，去内脏后洗净，在沸水中氽烫 3 分钟后，捞出沥干；葱洗净切段；姜洗净切片。

②将当归、党参、香附放入鸡腹内，置于锅中，加入葱段、姜片、料酒、盐，以及适量水后，以大火煮沸，然后转小火炖至鸡肉熟烂，加入味精调味即可。

【功效】止痛，补气，养血。

香附芡实米粥

【原料】香附 10 克，芡实 15 克，粳米 50 克，白糖适量。

【制法】将芡实捣碎，粳米淘洗干净。将香附放入锅中，加适量清水煎煮，去渣后，加入芡实、粳米煮粥，待粥熟时，加入白糖调味即成。每日 1 剂，连食 3 ~5 日。

【功效】理气解郁。

香附鲫鱼瘦腹汤

【原料】小芹菜 200 克，鲫鱼 1 条，炒香附、香砂仁各 15 克，山药、枳子各 9 克。

【制法】鲫鱼用食用油煎过，和其他配料放锅中，加水至淹没药材为止，炖 2 个小时即可食用。

【功效】温经行气，瘦小腹。

木香

——行气止痛，健脾消食

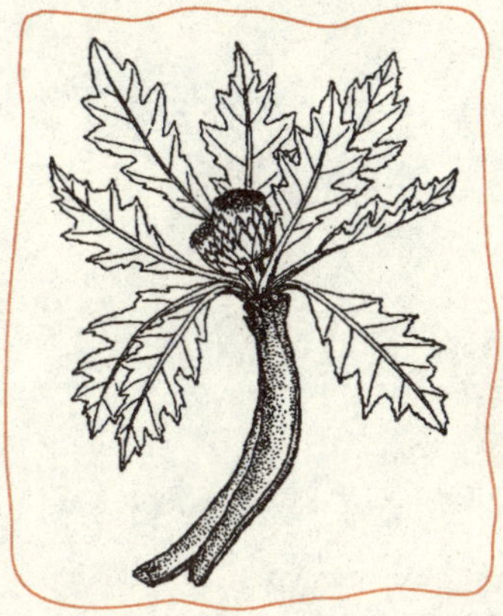

简介 木香，又名云木香、蜜香、广木香、越木香。为菊科植物的干燥根，产于我国云南、广西、四川。

性味 性温，味辛、苦。归脾、肝、胃经。

功效

行气止痛，健脾消食。适用于脾胃气滞所致脘腹痛，或兼泄泻、大便不爽；脾虚气滞所致脘腹胀满、食少便溏、痢疾腹痛、里急后重；以及肝失疏泄、胁肋胀痛、黄疸等症。

用　法

内服：煎汤，每次3～10克，或入散、丸。

外用：适量，碾末调敷或熬膏涂抹患处。

偏　方

呕吐：木香、炒白术、党参、茯苓各10克，砂仁、荆芥、防风、使君子、槟榔各6克，蝉蜕、甘草各3克。水煎服，每日1剂，分2次服用。

肝硬化腹水：生甘遂180克，黄芩、砂仁、木香各30克。同碾末，糊丸。每次口服7.2～9克，得泄则止。

气滞腹痛：莪术（醋炒）60克，木香30克，碾为细末。每次1.5～3克，温开水冲服。

理气活血：丹参50克，红花5克，木香10克，檀香3克，降香30克。水煎服，每日1剂，分2次服用。

药膳

砂仁木香拌藕粉

【原料】砂仁2克，木香1克，藕粉30克，白糖20克。

【制法】①将砂仁、木香捣成细粉。

②将砂仁、木香粉放入碗内，加入藕粉拌匀，再加入沸水调匀，最后放入白糖即成。

【功效】醒脾和胃，理气止呕。

木香枣米粥

【原料】木香6克，粳米50克，大枣20枚，白糖适量。

【制法】①大枣洗净去核，浸泡1小时，留汁；粳米洗净，浸泡约1小时。

②锅中加入适量水，放入粳米、大枣及枣汁同煮。

③粥将熟时加木香再煮片刻，放入白糖调匀即可。

【功效】健胃消食，燥湿止泻。

陈皮木香炒肉

【原料】陈皮 3 克，木香 3 克，猪瘦肉 200 克，盐适量。

【制法】先将陈皮、木香焙脆碾末备用。在锅内放食用油烧热后，放入猪瘦肉片，炒片刻，放适量清水烧熟，待熟时放陈皮、木香末及盐并搅匀。食肉及汤，佐餐食用。

【功效】舒肝解郁止痛，适用于气郁之妊娠腹痛。

枳实

——破气除痞，化痰消积

简介 枳实，又名炒枳实、江枳实。为芸香科植物酸橙及其栽培变种等的幼果。产于四川、福建、江西、江苏、广东等地。

性味 性微寒，味苦、辛。归脾、胃、大肠经。

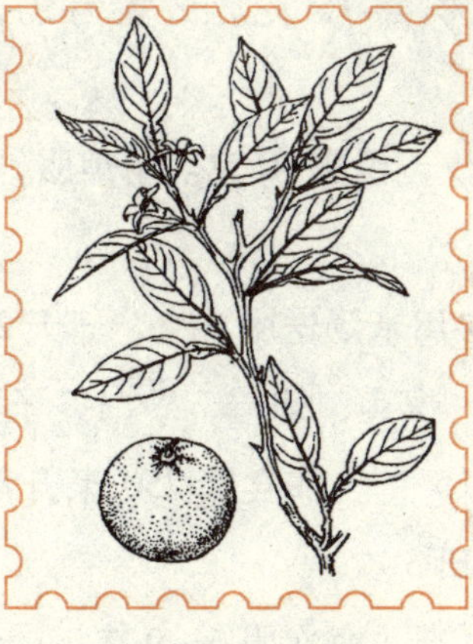

功效

破气除痞，化痰消积。适用于食积不化引起的腹满腹胀、嗳气、大便不通；湿热积滞引起的泻痢后重，痰滞气阻引起的胸痹、心下痞满，以及胃下垂、子宫脱垂、脱肛等症。

用　法

每次 3～10 克，煎服。

偏　方

咳嗽痰多： 半夏、陈皮、枳实各 9 克，茯苓 12 克，南星 6 克，甘草 3 克。水煎服。

狼疮性腹水： 泽兰、泽泻、枳实、厚朴各 10 克，路路通、大腹皮、猪苓、党参各 15 克，黄芪、赤小豆各 30 克，制大黄 3 克。以上水煎服，每日 1 剂，分 2 次服。

酒糟鼻： 龙眼肉、酸枣仁各 10 克，枳实 15 克。煎煮为汤，睡前服用。

心衰重症： 葶苈子 30～50 克，大枣 5 枚，枳实 30 克。水煎服，每日 1 剂。

伤寒后胸痛： 枳实，炒后碾为末。每次用米汤送服 6 克，一天 2 次。

咽异感症： 石菖蒲、炒山甲、炒僵蚕、枳实、知母、炒白芥子、海藻各 9 克，瓦楞子、青黛、川楝子、昆布各 15 克。加食醋 750 毫升煎沸 20 分钟，去渣取汁，每次服 10～20 毫升，每日 3 次。

脘腹痞满： 枳实 30 克，白术 60 克，丸剂。每次服 6～9 克。

药膳

牛肚枳实汤

【原料】牛肚250克，枳实12克，砂仁2克，盐适量。

【制法】①牛肚洗净，切条备用。

②锅中加入适量水，放入砂仁、枳实和牛肚条后大火煮沸，然后转小火续煮约2小时。

③食用时加入适量盐调味即可。

【功效】健脾补气。

枳实防风酒

【原料】枳实、泽泻、陈皮、茯苓、防风各20克，大豆（炒熟）100克，制附子16克，米酒1000毫升。

【制法】①将大豆用米酒和水共2000毫升煎煮至1500毫升，置容器中。

②再将其余六味药材捣碎入容器中，同煎（隔水煮）至沸，密封。

③浸泡3~5日后，过滤去渣即成。

【功效】补肾助阳，祛风利湿。

油焖枳实萝卜

【原料】枳实10克，白萝卜、虾米、食用油、葱、姜、盐各适量。

【制法】①枳实以水煎汁，滤渣后备用；白萝卜洗净，切块；葱、姜洗净切丝。

②锅中加入适量食用油烧热，下入虾米、白萝卜翻炒片刻，浇入药汁，煨至极烂。

③加入葱、姜、盐调味即可。

【功效】本菜有润肠通便之功效，尤其适合于食欲不振、便秘者服用。

陈皮

——理气调中，燥湿化痰

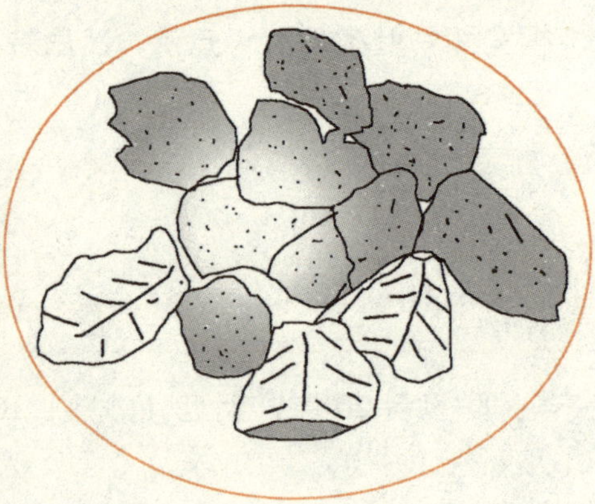

简介 陈皮，又名橘皮、广东皮、红皮。为芸香科植物及其栽培变种的干燥成熟果实。产于我国南方。

性味 性温，味辛、苦。归脾、肺经。

功效

理气健脾，燥湿化痰。适用于脾胃气滞、脘腹胀痛，或脾虚气滞、腹胀痛、食少纳呆，或肝气乘脾的腹痛、泄泻等；还用于胃气上逆的呕吐、嗳气、湿痰或寒痰咳嗽、痰多或清稀，以及痈疮初起，尤其是乳痈初起、乳房胀痛等。

用　法

内服：煎剂，每次3～9克，或入丸、散剂。

偏　方

脾虚气滞： 人参12克，白术、茯苓、陈皮各9克，甘草3克。水煎服。

咳嗽痰稀： 半夏、陈皮各9克，茯苓12克，炙甘草5克。水煎服。

虚寒呕吐： 陈皮1块，大枣3枚。大枣去核与陈皮煎水饮服。每日1次。

肠胃不适： 陈皮9克，水煎服每日2次。

乳腺炎： 陈皮、薄荷叶各60克，加水4大碗，熬汤至2大碗，去渣后用干净毛巾浸汤，热敷患处。

药膳

陈皮人参醒酒汤

【原料】陈皮500克，香橙皮500克，檀香200克，葛花250克，绿豆250克，人参100克，白豆蔻100克，盐300克。

【制法】香橙皮（去白）、陈皮、檀香、葛花、绿豆、人参、白豆蔻、盐各适量，共碾为末，拌匀装入瓷罐中。每日2次，早晚各服1汤匙，用白开水冲服。

【功效】解酒醒神。

陈皮姜蛋

【原料】鸡蛋2个，陈皮、姜各15克，葱2根，食用油、盐各适量。

【制法】①将陈皮用冷水浸软，洗净，切细丝；姜去皮，洗净，磨成姜汁；葱去须根，洗净，切粒。

②把鸡蛋打入碗中，搅拌成匀浆，加入姜汁、陈皮丝、葱粒、盐，调

匀后，用大火起食用油锅，下鸡蛋炒至将熟时即可。

【功效】健脾化痰，下气止呕。

玫瑰陈皮茶

【原料】玫瑰、陈皮各5克，冰糖适量。

【制法】玫瑰、陈皮加1000毫升沸水冲泡，加入冰糖拌匀。

【功效】理气解郁，活血散淤。

川楝子

——理气止痛，杀虫疗癣

简介 川楝子，又名金铃子、苦楝子、川楝等。为楝科乔木川楝的成熟果实。产于我国南方各地。

性味 性寒，味苦。归肝、胃、小肠、膀胱经。

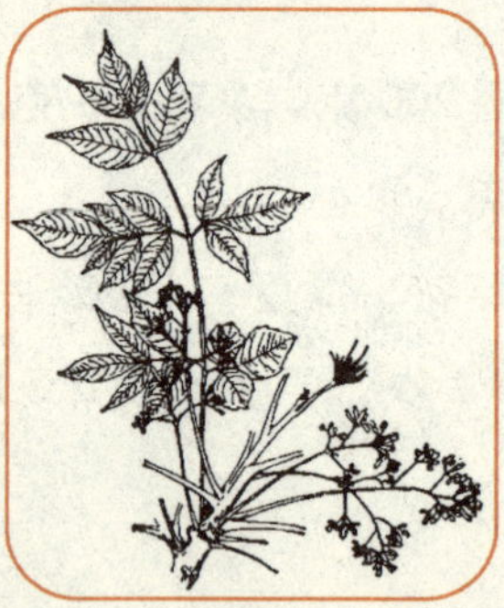

功效

理气止痛，杀虫疗癣。能泄小肠、膀胱湿热，导引心包相火下行，通利小便，是治疝气的重要药物。也治伤寒热狂、热厥腹痛，治疮疥，杀三虫。花铺在席下，杀跳蚤、虱虫效果显著。

用　法

内服： 水煎服，每次4.5～9克。

外用： 适量。

偏　方

痛经： 川楝子9克，益母草10克，制香附10克，补血草30克。水煎服。

胃痛： 川楝子9克，白芍9克，神曲5克，谷芽15克，麦芽15克，蒲公英15克，木香6克。水煎服。

灰指甲： 川楝子10枚，去皮浸泡至软，捣成糊状后加凡士林适量包敷患指（趾），2日后取下。一般连用2次见效。

膀胱疝气： 川楝子肉49枚（锉碎如豆大，用巴豆49枚，去皮与川楝子肉同炒至川楝子肉呈深黄色，弃巴豆），茴香30克（炒）。两味碾细末，每服6克，饭前温酒调下。

药膳

川楝子茴香散

【原料】川楝子肉49枚，茴香30克（炒）。

【制法】以上两味药材碾为细末，调酒服用。

【功效】理气止痛。

川楝子陈皮散

【原料】茴香500克，川楝子、陈皮（去白）各250克，甘草200克，盐适量。

【制法】以上各味药材同盐一起碾成末，搅匀即成。

【功效】暖肝散寒，行气止痛。

薤白

——通阳止痛，行气导滞

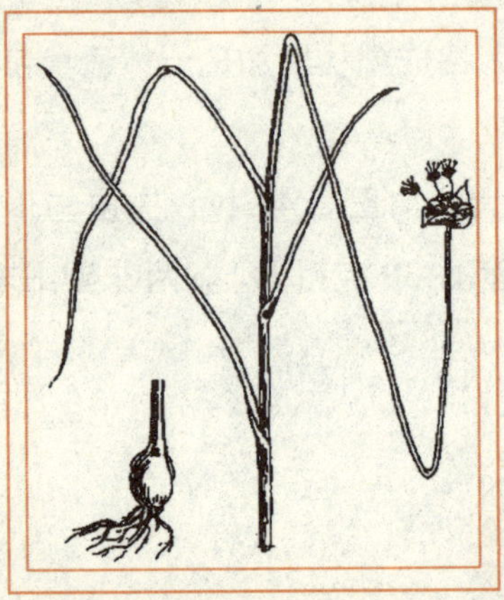

简介 薤白，又名薤白头、薤根、小蒜、宅蒜、大头菜子。为百合科草本植物小根蒜和薤的地下鳞茎。产于江苏、浙江等地。

性味 性温，味辛、苦。归肺、心、胃、大肠经。

功效

理气宽胸，通阳散结，行气导滞，祛痰。适用于气滞引起的泄痢、里急后重，以及寒痰湿浊凝滞引起的胸闷疼痛、咳喘等；还可用于胸痹、胸腹胀满、女性赤白带下等症；且解毒补虚。

用　法

内服：内服水煎，每次5～10克。

外用：适量。

偏　方

冠心病：薤白10克，瓜蒌皮15克，黄酒60毫升，煎服，每日2次。

肠胃虚寒：薤白10克，葱白10克，粳米50克。水煮粥食。

咽喉肿痛：薤白适量，醋捣，外敷肿痛处。

疮疖痈肿：薤白适量，盐捣，外敷患处。

赤痢：薤白10克，黄柏10克。水煎服。

药膳

杏仁薤白冰糖羹

【原料】杏仁12克，薤白10克，雪蛤5克，冰糖20克。

【制法】①把杏仁、薤白放入盆内洗净；雪蛤用温水发透，除筋膜和黑子；冰糖打碎。

②把雪蛤、杏仁、薤白、冰糖同入蒸杯内，加清水150毫升。

③将蒸杯置蒸笼内，用大火大气蒸45分钟即成。

【功效】滋阴补血，止咳化痰。

薤白丹参茶

【原料】薤白、瓜蒌皮、丹参各15克，桂枝6克。

【制法】以上各药材一起用水煎服。

【功效】理气宽胸，通阳散结。

薤白炖猪肚

【原料】薤白 150 克，猪肚 1 个，薏苡仁、盐、胡椒各适量。

【制法】薤白、薏苡仁装入洗净的猪肚内，用绳扎住端口，加水和盐、胡椒，炖至熟烂，即可食用。

【功效】通阳暖胃。

第九节 ... 消食化积类

山楂

——健脾开胃，行气散淤

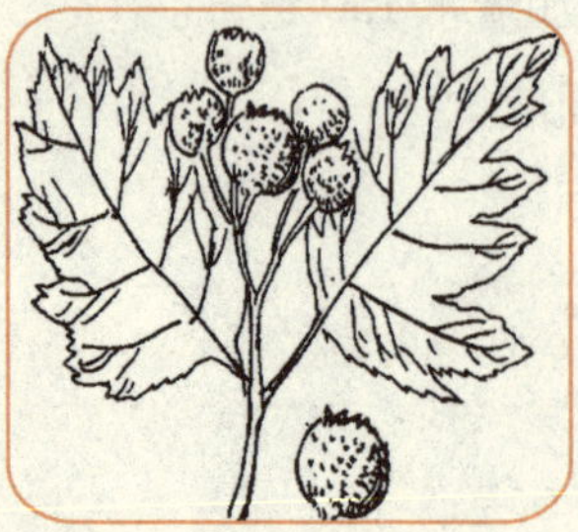

简介 山楂，又名楂、赤瓜子、茅楂。为蔷薇科植物山里红和山楂的干燥成熟果实。产于黑龙江、吉林、辽宁等省。

性味 性微温，味酸、甘。归脾、胃、肝经。

功效

消食健胃，行气散淤。促进消化，适用于油腻肉食引起的食积；用于产后淤阻腹痛、恶露不净、血淤、闭经、痛经等；用于疝气或睾丸坠痛等症。

用　法

内服：煎汤，每次 10～30 克，或生吃。

偏　方

腹胀痛：鲜山楂 3 个，捣烂榨汁服。

小儿食积腹泻：山楂炭 3 克，山楂片 5 克。水煎服。

痢疾腹泻：炒山楂 10 克，地锦草 15 克，黄连 3 克。水煎服。

疝气坠痛：山楂 15 克，小茴香 5 克。水煎服。

风疹瘙痒：山楂 30 克，钩藤 10 克。水煎服。

药膳

山楂荷叶决明汤

【原料】山楂、决明子各 15 克，荷叶半张。

【制法】山楂切片，荷叶切丝，与决明子加水煎，服汤汁。

【功效】祛脂降压，减肥健身。

山楂米粥

【原料】鲜山楂、粳米各 50 克，冰糖适量。

【制法】山楂切片，去核，与粳米煮粥，粥将熟时加入冰糖至溶化，调匀即成。

【功效】健脾胃，消食积。

山楂菊花决明饮

【原料】菊花、山楂、决明子各 15 克。

【制法】以上三味药材洗净放锅中，加入清水适量，煎煮成汁。

【功效】健脾消食。

麦　芽

——行气消食，健脾开胃

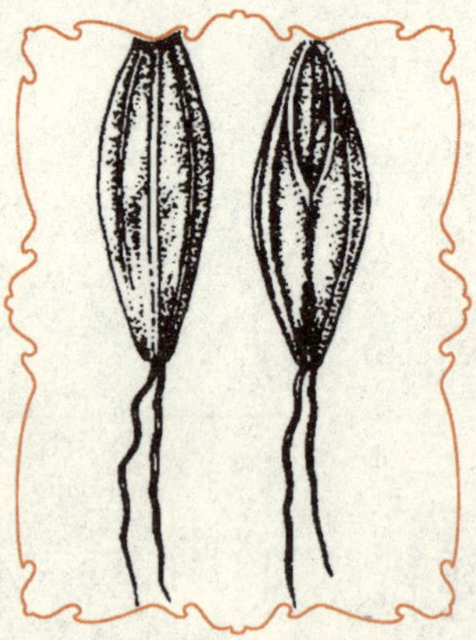

简介 麦芽，又名麦蘖、大麦毛、大麦芽，为禾本科植物大麦成熟果实发芽干燥后所得。产于全国各地。

性味 性微温，味甘。归肝、胃经。

功效

消食，和中，下气。适用于食积不化、消化不良、妇女断乳或乳汁郁积之乳房胀痛、肝气郁滞等。

用 法

内服： 煎汤，每次10～15克；或入丸、散。

偏 方

厌食： 焦神曲、焦山楂、焦麦芽各4.5克，鸡内金1.5克，枳壳3克。碾末，一起水煎，每日1剂，分3次服。

断乳乳房胀痛： 单用生麦芽或炒麦芽120克煎服或用生、炒麦芽各60克煎服。

经前乳房胀痛： 生麦芽200克放入沙锅内，煮沸后改小火煎煮约20分钟，滤药液，再加水煮约10分钟，滤出药液混合，早晚分服。每次经前3天连服3剂。

回乳： 生麦芽120克，加水适量煎200毫升，1次服完。

脾虚、胃口不好： 麦芽15克，白术、党参各10克。水煎服。

药膳

麦芽米粥

【原料】 粳米150克，生麦芽、炒麦芽各50克，红糖适量。

【制法】 ①将生麦芽和炒麦芽一同放入锅内，加适量清水煎煮，去渣留汁。②锅置火上，放入药汁、粳米煮粥，等粥熟时，加入红糖搅拌即可。

【功效】 回乳，增强食欲。

麦芽瘦肉汤

【原料】 鸭肫4只，猪瘦肉150克，山楂30克，麦芽50克，鸡内金5

具，香油、盐各适量。

【制法】①将鸭胗剖开洗净，不要剥去鸭胗衣；猪瘦肉洗净，切成两块，用开水烫煮一下捞起。

②将山楂、麦芽、鸡内金用温水浸后洗净，置于煲汤用的纱布袋内，扎好袋口。

③煲内注入3000毫升清水烧沸，放入所有药食材料，用中火煲90分钟后再用小火煲90分钟即可。

④煲好后，去除药渣，加入香油、盐调味即可。

【功效】开胃消滞，下气化积。

鸡内金

——消食健胃，涩精止遗

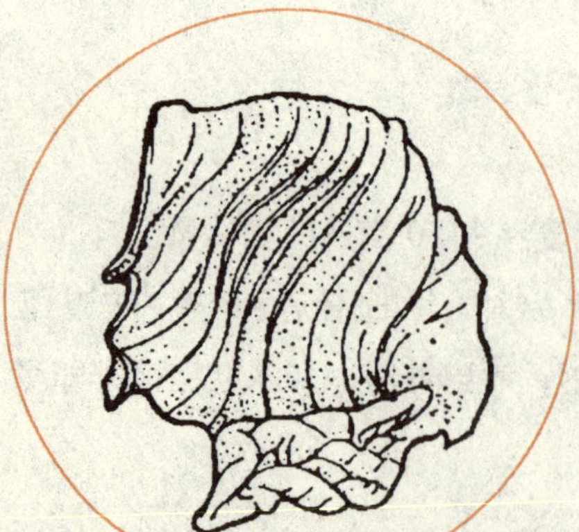

简介 鸡内金，又名内金、鸡肫、鸡肫衣、鸡食皮、鸡中金、化石胆、鸡合子、鸡黄皮、鸡肫内黄皮。鸡内金为雉科动物家鸡的沙囊内壁。产于全国各地。

性味 性平，味甘。归脾、胃、小肠、膀胱经。

功效

消食健胃，涩精止遗，化结石。主治消化不良、胃及十二指肠溃疡，泌尿系统及肝胆结石，遗精、遗尿等症。

用法

内服：煎汤，每次3~9克；或碾末，每次1.5~3克；或入丸、散。

外用：适量，生贴或碾末调敷。

偏方

婴幼儿腹泻：鸡内金（炒）50克，枯矾50克。碾细末，3~6个月婴儿每次服1克，6~12月婴儿每次服1.5克，1~2岁幼儿每次服2克，2岁以上酌增，每日3次，淡盐（糖）水送服。

骨结核，肠结核：鸡内金炒焦碾末。每次9克，一日3次，空腹用温黄酒送下。

遗尿：鸡内金30克，焙干碾细末。每次5克，早晚各1次，温开水送服。

泌尿系统结石：鸡内金适量，以小火烘干（不宜高热久炒），碾细末。每次用10克，沸水泡15分钟，清晨空腹服。服后跑步，以助结石排出。

饮食过量：鸡内金9克，大麦（炒香）12克。水煎服。

遗精：鸡内金18克，炒焦碾末。分6包，早晚各1包，以热黄酒半盅冲服。

小儿温疟：烧烤鸡内金中的黄皮，碾为末，和乳汁服。

药膳

山药内金小米粥

【原料】干山药30克，鸡内金、山楂各10克，小米150克，白糖少许。

【制法】①干山药和鸡内金分别碾碎成粉末备用。

②山楂洗净去核；小米淘净后浸泡20分钟。

③锅中加入适量水，放入小米、山楂同煮。

④待粥煮至八成熟时，放入山药粉和鸡内金粉，再煮片刻，加入白糖调味即可。

【功效】健脾养胃，消食化积。

陈皮内金米粥

【原料】鸡内金6克，陈皮3克，砂仁15克，粳米30克。

【制法】前三味药材碾细末，粳米下锅煮粥，粥成加和成的药末。

【功效】养胃健脾。

内金鸡蛋羹

【原料】鸡内金10克，鸡蛋1个，盐3克，味精3克，食用油15克，姜6克。

【制法】①将鸡内金炒黄，打成细粉；鸡蛋打在碗内，用筷子搅散；姜切片。

②将炒锅置大火上烧热，加入食用油，烧至六成热时，入姜片爆锅，加入清水适量，烧沸，再将鸡蛋、鸡内金粉徐徐倒入汤内，加入盐、味精，烧沸即成。

【功效】补虚损，化积食。

莱菔子

——化痰平喘，行气消食

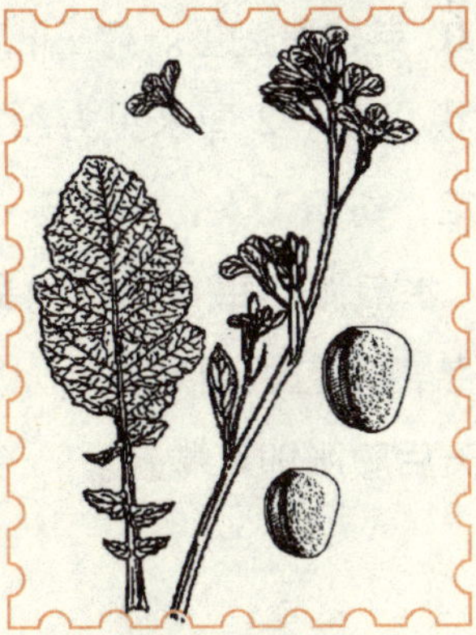

简介 莱菔子，又名萝卜子、杜卜子。为十字花科一年生或二年生草本植物萝卜的种子。产于全国各地。

性味 性平，味辛、甘。归脾、胃、肺经。

功效

消食积，祛淤滞。适用于食积不化、脾胃气滞引起的腹胀腹满、嗳气吞酸、腹泻，以及痰壅气喘、咳嗽兼食积等；醋调外敷还可消肿毒。

用　法

内服： 煎汤，每次6～12克，或入丸、散。

外用： 适量，碾末调敷于患处。

偏方

腹痛： 莱菔子、艾叶各30克，盐10克。上述药材共炒热，以布包裹熨脐腹部，痛止为度。

气滞便秘： 炒莱菔子120克，碾细末，盐开水送服。每次10克，每日2次，早、晚分服，连服3日。

老年性便秘： 莱菔子（文火炒煮）30~40克，温开水送服，每日2~3次。

小儿口疮： 莱菔子、白芥子、地肤子各10克，醋适量。前三味药材以小火用沙锅炒至微黄，碾成细末，醋调成膏状，涂于2厘米见方纱布或白布上，贴于患儿足心稍前涌泉穴处，胶布固定，每日1次，连用3~5天。

中风后腹胀： 莱菔子30克，小火炒黄，水煎服，每日1剂；另取10克碾为细末，以米酒调匀制饼，将药饼贴于脐部，包扎固定，并以热水袋熨之，每12小时换药1次。一般用药1~2天后腹胀即可减轻。

药膳

莱菔橄榄茶

【原料】莱菔子、鲜橄榄各10克。

【制法】将两味药材放入杯中；以适量沸水冲泡，加盖闷20分钟即可饮用。

【功效】消食除胀，温肺化痰。

莱菔子粳米粥

【原料】炒莱菔子10克，粳米50克。

【制法】将莱菔子水洗过滤，加水煮20分钟，取汁100毫升，加入粳米，再加水350毫升，煮为稀粥，每日2次，温热服食。

【功效】下气化痰，健脾消食

莱菔子饮

【原料】莱菔子15克，白糖30克。

【制法】莱菔子洗净，放入烧杯内，加清水200毫升；炖杯置大火上烧沸，再用小火煮25分钟，滤去莱菔子，留汁；在莱菔子汁内加白糖，拌匀即成。

【功效】祛痰化淤。

神曲

——健脾养胃，消食化积

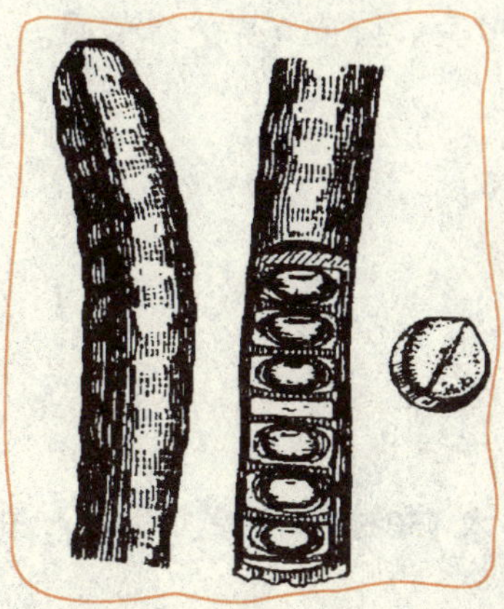

简介 神曲，又名六神曲，神曲为面粉或麸皮与杏仁泥、赤小豆粉，以及鲜辣蓼、鲜青蒿、鲜苍耳等药物混合拌匀后，经发酵而成的加工品。产于全国各地。

性味 性温，味甘、辛。归脾、胃经。

功效

健脾和胃，消食调中。适用于消化不良、食欲不振、肠鸣泄泻等；用于感冒兼有食滞者，以及产后淤血、腹痛等症。

用　法

内服： 煎汤，每次 10～15 克；或入丸、散。

偏　方

腰扭伤： 葡萄、神曲各 30 克。烧灰，用黄酒送服，酌量饮用。

小儿盗汗： 神曲 12 克，糯稻根、海浮石各 9 克，山楂、胡黄连各 6 克。水煎服，每日 3 次。

食积心痛： 用陈神曲 1 块，烧红，淬酒 2 碗饮服。

胃痛： 神曲、谷芽、麦芽各 15 克，海州常山 30 克，台乌药 9 克。水煎服。

腹泻： 神曲、鱼腥草各 15 克，金锦香 30 克，陈皮 6 克。水煎服。

药膳

神曲消食饼

【原料】神曲 30 克，鲜山楂 250 克，白术 150 克，面粉、盐、食用油各适量。

【制法】山楂洗净，放入锅内，加入清水，煮熟取出，去皮、核，制成山楂泥；白术、神曲碾成细粉；山楂泥、白术粉、神曲粉放入盆中，加入盐、面粉、清水和成面团，制成大小均匀的薄饼；平锅置上火，涂上食用油，放入薄饼，烤至两面金黄，薄饼熟透即成。

【功效】健脾养胃，消食化积。

鸡矢藤

——消食化积，祛风除湿

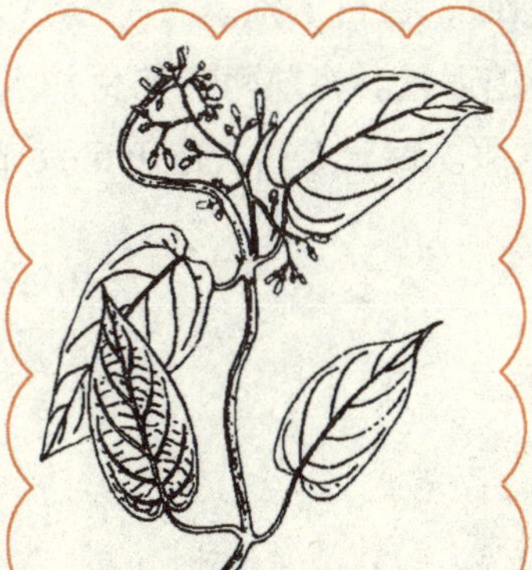

简介 鸡矢藤，又名鸡屎藤、臭藤根、毛葫芦、五香藤、白毛藤、鸡脚藤、解暑藤、雀儿藤。为茜草科多年生草质藤本植物鸡矢藤或毛鸡矢藤的干燥地上部分。主要产于长江流域及南方各省。

性味 性微寒，味甘、苦。归脾、胃、肝、肺经。

功效

消食化积，祛风除湿。适用于小儿疳积、脘腹胀满；风湿筋骨痛、跌打损伤、外伤性疼痛、肝胆及胃肠绞痛、消化不良、支气管炎、辐射引起的白细胞减少等症。外用可治疗皮炎、湿疹及疮疡肿毒等。

用法

内服：煎汤，每次 15～60 克。

外用：适量，捣敷或煎水洗。

偏方

疖肿、蜂窝组织炎：鸡矢藤 100 克，小飞扬 50 克，碾粗末，浸于 95% 乙醇中，外用患处。

心绞痛：山楂 100 克，白芍 150 克，葛根 10 克，厚朴 100 克，甘草 5 克，同碾为末，加入鸡矢藤挥发油 2 毫升，冰片适量，混匀。每次 2 克，用黄酒调糊敷脐，每 3 日换药 1 次。

痛经：大红袍 30 克，鸡矢藤 30 克。水煎服，每日 1 剂。

痱子：蜜枣 10 个，鲜鸡矢藤叶 30 克，红糖适量。将前两味药材加水适量，煎 10 分钟，成 1 小碗药液，再加入红糖饮服。每日 1 剂，连用 6～8 日。

药膳

鸡矢藤猪肉粥

【原料】鸡矢藤 5～10 克，猪肉 200 克，盐适量。

【制法】猪肉切细丝；鸡矢藤碾细末。锅中加入适量清水，放入猪肉丝、鸡矢藤末，同煮粥，待粥熟后加盐调味即可。

【功效】健脾理气。

雄鸡莲盅

【原料】夏枯草 9 克，鸡矢藤 3 克，公鸡 1 只，雪莲 3 克，盐、冰糖各适量。

【制法】前两味药材水煎，过滤取汁；公鸡洗净，取肉切块状；雪莲用纱布包好。锅中放入清水，加入鸡肉块、雪莲纱包、药汁共煮，出锅前调入盐、冰糖即可。

【功效】消食化积。

第十节 凉血止血类

蒲黄

——活血化淤，止血通淋

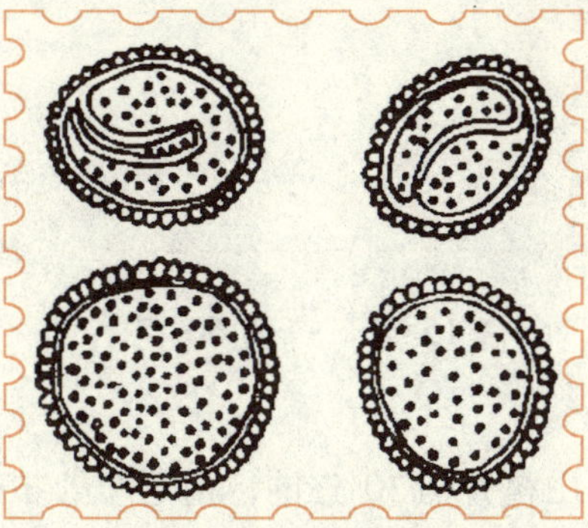

简介 蒲黄，又名水蜡烛、毛蜡烛。蒲黄是香蒲科植物水烛香蒲的花粉。主产于江苏、河南、黑龙江、内蒙古等地。

性味 性平，味甘。归肺、胃经。

功效

止血，化淤，通淋。适用于吐血、衄血、咯血、崩漏、经闭痛经、脘腹刺痛、外伤出血、跌打肿痛等症。

用　法

内服：每次5～9克，水煎服。

外用：适量。

偏　方

跌打损伤：蒲黄9克，五灵脂15克。两药材碾末，先用醋煮透，再加水煮沸服之，每日1次，一般3～5日即愈。

功能性子宫出血、月经过多：蒲黄（炒）、大蓟全草、小蓟、茜草各9克，女贞子、旱莲草各12克。水煎服，每日1剂。

月经过多：蒲黄（微炒）90克，龙骨75克，艾叶30克。碾细后，炼蜜为丸，如梧桐子般大。每服20丸，米汤送下。

药膳

蒲黄五灵脂山楂汤

【原料】蒲黄粉30克，五灵脂40克，山楂15克，蜂蜜60克。

【制法】①山楂洗净去子后切片。

②沙锅内加适量水，然后将五灵脂、山楂片煎30分钟，用洁净纱布过滤，去渣，取汁。

③将汁放回沙锅，放入蒲黄粉，加适量水，煎煮15分钟，离火，待煎汁温热时调入蜂蜜，拌匀即成。

【功效】活血化淤，抗癌止痛。

蒲黄蜜汁焖玉竹

【原料】鲜玉竹500克，蜂蜜50克，蒲黄6克，白糖10克，香油6克，香精1滴，淀粉适量。

【制法】①把鲜玉竹去须根洗净，切成3厘米长的段。

②炒锅放火上，放入香油、白糖炒成黄色，加适量开水，并将蜂蜜和蒲黄加入，再放入玉竹段，烧沸后用小火焖烂，捞出玉竹段。

③锅内汁加1滴香精，用适量淀粉勾芡，浇在玉竹段上即成。

【功效】清润肺胃，生津止渴。

大蓟

——凉血止血，去淤消肿

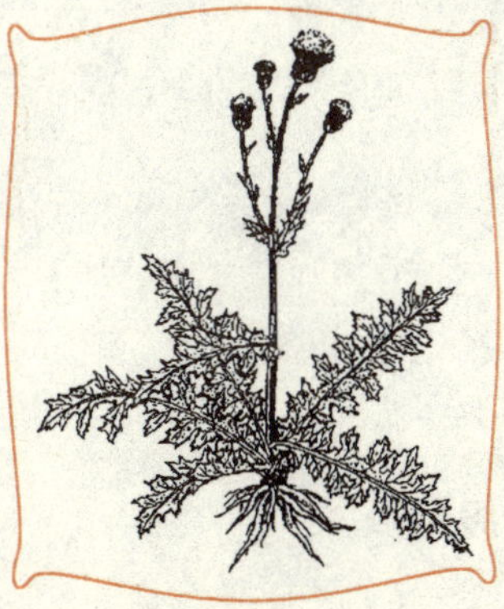

简介 大蓟，又名马蓟、虎蓟、刺蓟、山牛蒡、鸡项草、鸡脚刺、野红花、茨芥、牛触嘴。为菊科植物蓟的干燥地上部分或根。产于全国各地。

性味 性凉，味甘、苦。归心、肝经。

功效

凉血止血，祛淤消肿。适用于肺结核，及支气管扩张咯血、上消化道出血、肠炎、痢疾便血、妇女功能性子宫出血、高血压、火烫伤、疮肿等症。

用　法

内服：煎汤，每次 9～15 克。

外用：鲜品适量，捣烂敷患处。

偏　方

血热吐血：鲜大蓟 60 克，鲜生地 30 克，鲜姜 6 克。捣汁，与蜂蜜混匀服。

咯血：鲜大蓟 500 克，榨取药汁（无鲜品者可用干品 50 克碾粉代用），加白糖适量，冷开水送服。

出血诸症：大蓟炭、小蓟炭、侧柏炭、茜草炭、白茅根炭、大黄炭、棕榈皮炭、牡丹皮炭、荷叶炭、栀子炭各等份，同捣碾为末。每次服3～9 克，每日服 2 次。

药膳

大蓟马兰汤

【原料】大蓟草 15 克，马兰根 15 克。

【制法】将两者除去杂质，然后一起水煎后服用。

【功效】凉血止血，散淤消肿。

大蓟鸡蛋汤

【原料】鲜大蓟根100克，鸡蛋2枚。

【制法】上述药食材加清水适量同煎，吃蛋饮汤。

【功效】主要治疗脾经湿热型急性鼻窦炎。

大蓟酒

【原料】大蓟草、黄酒各适量。

【制法】大蓟草除去杂质，放入盛有黄酒的容器中浸数日即可食用。

【功效】凉血止血，散淤消肿。

小蓟

——凉血止血，清热消肿

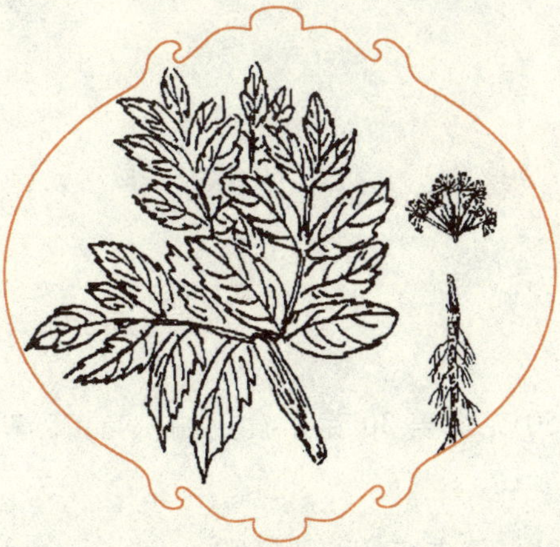

简介 小蓟，又名刺菜、青青菜、刺儿菜、野红花。为菊科植物刺儿菜的干燥地上部分。产于全国大部分地区。

性味 性凉，味苦、甘。归心、肝、肠经。

功效

凉血止血，祛淤消肿。适用于血热尿血、咯血、衄血、吐血、崩漏热毒疮痈、血淋等症。

用　法

内服：煎汤，每次取 6～10 克服用；或捣汁饮。鲜品加倍。

外用：适量，捣敷。

偏　方

血淋：生地黄 30 克，小蓟、滑石各 15 克，炒蒲黄、当归、藕节、淡竹叶各 9 克，木通、山栀子各 6 克，甘草 3 克。水煎服。

妊娠坠胎后出血不止：小蓟 9 克，益母草 9 克。水煎服。

小便不利：鲜小蓟幼嫩全草 150 克，切段捣汁服。

口干渴：鲜藕、鲜地黄、鲜小蓟根、鲜牛蒡根各等份绞汁，每次 1 杯，加蜂蜜 1 匙，搅匀。

药膳

小蓟焖田螺

【原料】田螺 750 克，鲜小蓟 50 克，姜 30 克，食用油、花椒、料酒、酱油、盐、味精各适量。

【制法】①将小蓟洗净切段备用；姜去皮切丝，待用。

②田螺在碱水里洗一下，然后在盐水中腌 10 分钟，使其吐去黏液，再

用清水冲洗干净。用刀背砸去田螺顶尖。

③锅内放适量食用油烧热，放入花椒炸出香味后加入小蓟段、姜丝、料酒、酱油、盐煸炒后，加入适量水，然后用小火焖15分钟，出锅前加适量味精即可。

【功效】凉血止血、清热消肿。

小蓟红糯米粥

【原料】小蓟15克，红糯米50克，红糖适量。

【制法】①小蓟以适量水煎后取汁；红糯米淘洗干净在水中浸泡片刻即可。

②以药汁煮红糯米成粥，粥成后加适量红糖调味即可服用。

【功效】解毒消痈，凉血止血。

白茅根

——清热利尿，凉血止血

简介 白茅根，又名兰根、茹根、白花茅根、茅草根、地筋。为禾本科植物白茅的根茎。产于全国各地。

性味 性寒，味甘。归肺、肝、肾经。

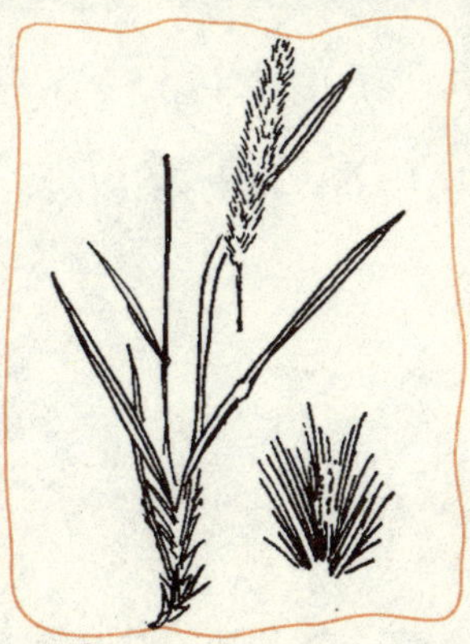

功效

清热、凉血、止血，利尿。可治热病烦渴、吐血、鼻衄、肺热喘急、胃热呕逆、淋病、小便不利、水肿、黄疸等。多用于治疗急性肾炎、急性肝炎等症；对高血压、上消化道出血也有一定的疗效。

用　法

内服：每次15～30克，煎汤服用；或鲜品捣汁。

外用：鲜品适量，捣汁涂患处。

偏　方

风热感冒：白茅根、鬼针草各30克，嫩桑枝、山芝麻根、积雪草各15克。水煎服。

鼻衄：鲜生地30克（干品15克），白茅根30克。水煎服。

血小板减少性紫癜：松针（马尾松）60克，茅根30克，藕节30克，仙鹤草15克。水煎服。

急性肾炎：白茅根、白花蛇舌草、旱莲草、车前草各9～15克。水煎服。

药膳

白茅根炖猪肉

【原料】鲜白茅根50克，猪瘦肉500克，葱、姜、盐、味精各适量。

【制法】①猪瘦肉洗净，切片；白茅根洗净，切成小段；葱切段；姜切片。

②锅内放适量水，然后将葱段、姜片放入，再放猪肉片、白茅根段，以大火烧沸。

③再改用小火至肉熟烂，拣去葱段、姜片，加适量盐、味精调味即可。

【功效】清热利湿。

白茅根米粥

【原料】白茅根30克，粳米150克，白糖20克。

【制法】①将白茅根洗净，放入瓦煲内，加水500毫升，用中火熬煮25分钟，去药渣，留汁液。

②粳米淘洗干净，放入锅内，加入白茅根药液，再加清水500毫升，置大火上烧沸，再用小火煮35分钟，加入白糖即成。

【功效】泻火，凉血，止血。

白茅根豆浆汁

【原料】白茅根30克，豆浆250克，白糖20克。

【制法】①把白茅根洗净。

②锅内放入适量水，将白茅根放入，小火煎煮25分钟，除去渣，留汁液待用。

③将豆浆放入炖锅内，用小火煮5分钟，加入白茅根汁液，烧沸。

④加入白糖搅匀即可。

【功效】生津止渴，清热利尿。

仙鹤草

——收敛止血，止痢解毒

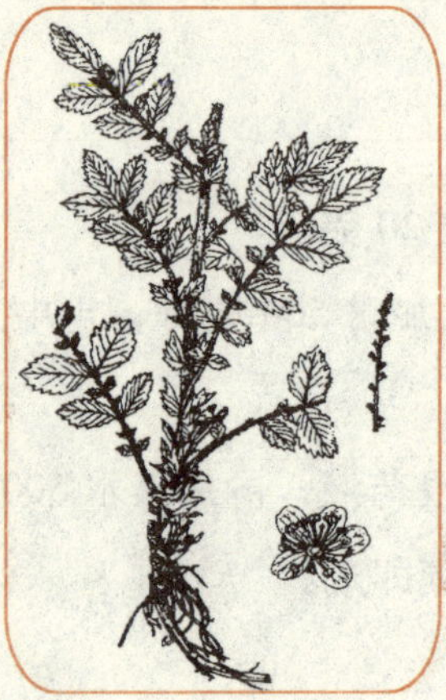

简介 仙鹤草，又名龙牙草、狼牙草等。为蔷薇科植物龙芽的干燥地上部分。产于贵州、四川、湖北、河南、安徽、浙江、云南等地。

性味 性平，味苦、涩。归肺、肝、脾经。

功效

收敛止血，补虚消积，止痢杀虫。适用于各种出血症，及肠炎、痢疾、疟疾、疮疡肿毒等症。

用　法

内服： 煎汤，每次取 9 ~ 15 克服用；捣汁或入散剂。

外用： 捣敷。

偏 方

鼻出血、便血： 仙鹤草、蒲黄、白茅根、大蓟各15克。水煎服。

眩晕： 仙鹤草30克，鸡蛋2个，水煮服。每日1剂，3周为1疗程。

皮肤疮毒： 鲜仙鹤草120克，地瓜酒250克，冲开水，炖煮。每次20毫升，饭后服，每日2次。病发初起服3～4日可显化脓，连服十余日，能消炎止痛。

肺痨咯血： 鲜仙鹤草30克（干者18克），白糖30克。把仙鹤草捣烂，加冷开水1碗，搅拌，榨取液汁，加入白糖，一次服用。

药 膳

仙枣赤豆薏苡仁粥

【原料】仙鹤草60克，大枣20枚，赤小豆50克，薏苡仁100克，白糖适量。

【制法】①取薏苡仁、赤小豆加温水浸泡半日；仙鹤草洗净，然后用纱布包好；大枣去核备用。

②锅内放适量水，然后将仙鹤草、大枣、赤小豆、薏苡仁一起放进锅内煮成稀粥，加入白糖调味即可。

【功效】清热解毒，凉血止血。

二草米粥

【原料】仙鹤草60克，败酱草80克，粳米100克，白糖20克。

【制法】①将仙鹤草、败酱草洗干净，放入锅内，加水适量，煮沸25分钟，滤去渣，留药液。

②将粳米淘洗干净，放入锅内，加入药液，置大火上烧沸，再用小火煮30分钟，加入白糖即成。

【功效】养胃，消肿，散淤。

仙枣饮

【原料】仙鹤草30克，大枣10枚。

【制法】①将仙鹤草洗净，切短段；大枣洗净。

②锅内加适量水，将仙鹤草、大枣浸泡片刻，煎煮，去渣，取汁。

【功效】健脾补血，凉血止血。

白及

——活血化淤，止血生肌

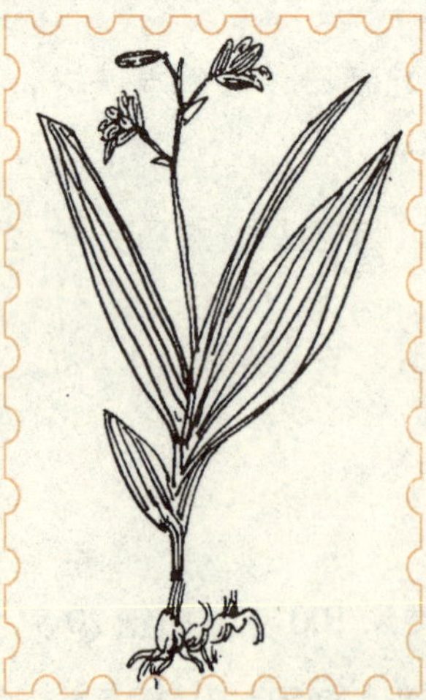

简介 白及，又名甘根、连及草、冰球子、白鸟儿头、君求子、白鸡儿。为兰科植物白及的块茎。产于四川、贵州、湖南、湖北、浙江等地。

性味 性寒，味苦、甘、涩。归肺、胃、肝经。

功效

收敛止血，消肿生肌，解毒敛疮。适用于肺胃出血、痈肿疮疡、手足皲裂、肛裂。常用于肺结核及支气管扩张咯血、胃溃疡、外伤出血、手足皲裂等症。

用法

煎服，每次3～10克；散剂，每次2～5克。

偏方

鼻衄不止：用唾液调白及末涂鼻根处（名“山根”）；另取白及末3克，水冲服。

刀伤：白及、煅石膏各等份，同碾为末，揞伤口上。

心气疼痛：取白及、石榴皮各6克，碾成细末，加蜂蜜和成黄豆般大丸。每次以艾叶、醋汤送服3丸。

胃及十二指肠溃疡出血：每次用白及粉0.3～0.6克，每日3～4克，口服。

烫伤：白及适量，捣成细末，用香油调匀，涂搽在伤口处即可。

冬季手足皲裂：用白及粉加水调匀，填入裂口。患处切勿沾水。

肺痿：猪肺1具，白及片30克。猪肺挑去血筋、血膜，洗净，与白及同入瓦罐，加酒煮熟，食肺饮汤。

肛裂，大便出血：白及碾粉，每次服2克，日服3次，一般连服5天可愈。

跌打骨折：白及末6克，用酒调服。

药膳

白及米粥

【原料】白及10克，粳米100克。

【制法】①将白及洗净，切成2厘米见方的小块；粳米淘洗干净。

②将粳米、白及放入锅内，加水适量，置大火上烧沸，再用小火煮30分钟即成。

【功效】养胃，止血，消肿。

白及燕窝羹

【原料】白及、燕窝各15克，冰糖20克。

【制法】①把白及洗净，放入炖杯内，加入适量的水。用小火炖半小时，滤去渣，留汁待用。

②燕窝水发透，去燕毛；冰糖打碎，待用。

③把白及汁放入炖杯内，放入燕窝，用大火烧沸，小火炖半小时，加入适量冰糖即可。

【功效】滋阴润肺，消肿止血。

鹌鹑白及汤

【原料】鹌鹑1只，白及10克。

【制法】鹌鹑去毛、内脏，洗净，与白及同煮，去渣即成。

【功效】润肺止咳，凉血活血。

第十一节……收敛固涩类

肉豆蔻

——温中行气，涩肠止泻

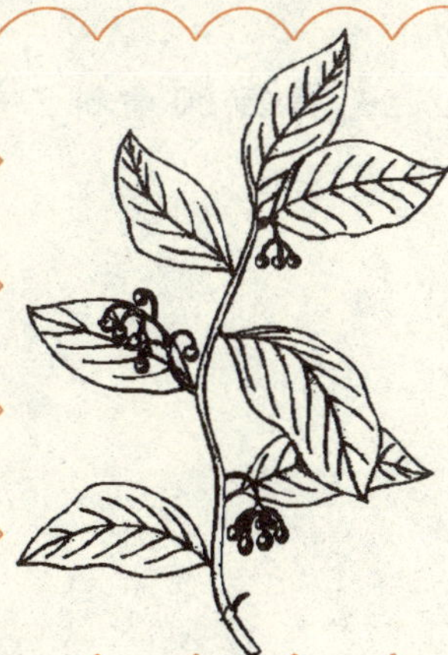

简介 肉豆蔻，又名迦拘勒、肉果、肉蔻。为肉豆蔻科植物肉豆蔻的干燥种仁。产于我国南方亚热带地区。生长于高温、潮湿环境。

性味 性温，味辛。归脾、胃、大肠经。

功效

温中行气，涩肠止泻。适用于久泻、久痢及虚寒气滞导致的脘腹胀痛、食少呕吐等症。

用　法

内服入煎剂，每次3～10克；或碾末服用，每次1.5～3克。

偏　方

久泻不止，食少呕吐：肉豆蔻1枚，饭后嚼服；或肉豆蔻、补骨脂各等份碾粉，每次服5克。

水湿胀腹：肉豆蔻、槟榔、牵牛各10克。水煎服。

脾虚胃热：石莲肉20克，肉豆蔻末3克。石莲肉碾成细末，加入肉豆蔻末，一起用米汤水调服。

小儿夜啼：丁香1.5克、肉豆蔻3克同入锅，水煎30分钟，去渣取汁，调入热牛奶150毫升，加适量白糖调味，即可服用。

药膳

肉豆蔻陈皮鲫鱼汤

【原料】鲫鱼400克，肉豆蔻6克，陈皮6克，延胡索6克，姜10克，葱白5克，酱油5克，料酒5克，盐3克，白糖5克，猪油（炼制）15克，淀粉5克，味精2克，鸡清汤适量。

【制法】①鲫鱼去鳞、鳃、内脏后洗净，再入沸水锅中略氽，以去腥味，捞出。

②将葱白、姜洗净，葱白切段，姜切片。

③将肉豆蔻、延胡索、陈皮放入鱼腹内。

④锅烧热后，倒入鸡清汤，加入葱、姜、盐、鲫鱼、酱油、料酒、白糖、猪油煮沸，用小火煮出香味时，加入味精，用湿淀粉勾薄芡即成。

【功效】行气，化淤，止痛。

肉豆蔻鲜奶茶

【原料】鲜奶500毫升，红茶40克，肉豆蔻2克，盐、冰糖各适量。

【制法】在锅中倒入500毫升鲜奶，以小火煮至60度左右（须一直搅拌），放入红茶，适量盐，及肉豆蔻，煮至沸腾即关火，加入适量的冰糖，晾凉即可饮用。

【功效】提神醒脑，温中行气。

白芷豆蔻香酥野鸡

【原料】野鸡500克，鸡蛋清50克，白芷2克，丁香2克，肉豆蔻2克，砂仁2克，酱油50克，淀粉30克，料酒15克，大葱15克，香油10克，姜10克，大料4克，花椒4克，桂皮4克，盐4克，味精1克，食用油100克，椒盐适量。

【制法】①宰杀野鸡后，将其放在75℃的热水中烫透，并褪去羽毛，剁去脚爪；再从野鸡的眼睛边下刀，挖出眼睛，然后由脊背开刀，除净其内脏，斩断大骨（每隔5厘米斩一刀），用清水洗净血污，放入沸水中烫一下，晾凉。

②将野鸡腹面朝下，放入汤盆，加入肉豆蔻、桂皮、砂仁、丁香、花椒、白芷、大料、姜（切片）、葱（切段），盐、味精（适量）、酱油、料酒、香油（适量）腌渍1小时，再加鸡蛋清25克，上笼蒸烂取出，滗出

汤汁，拣出所有调料药材渣，晾凉待炸。

③将剩余的鸡蛋清和淀粉搅匀成糊，均匀地挂遍鸡身投入200℃的热食用油锅中，炸约1分钟捞出，待油温下降至180℃时，再将野鸡投入油锅炸酥捞出，腹面朝上放在盘内，盖上净布用双手捂几下，使鸡肉酥松，然后拿去净布，将野鸡整理成形，撒上味精，浇上香油，配椒盐上桌蘸食。

【功效】补气补虚。

五味子

——收敛固涩，益气生津

简介 五味子，又名山花椒、乌梅子、软枣子、玄及、会及。为木兰科藤本植物五味子、华中五味子的果实。产于我国东北、华北和四川、湖北、陕西、山西等地。

性味 性温，味酸。归肺、肾、心经。

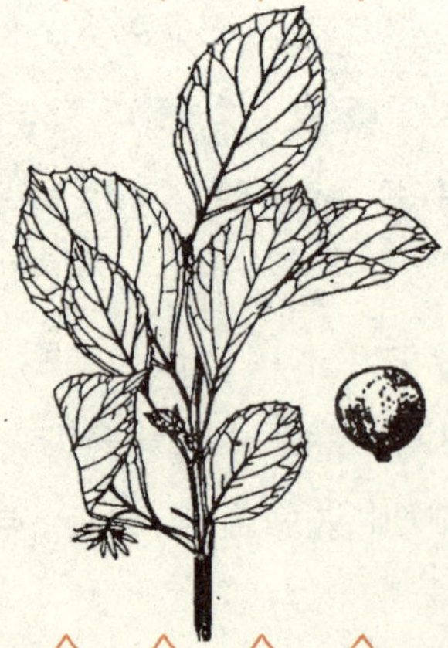

功效

收敛固涩，益气生津，补肾宁心。适用于久咳虚喘、津伤口渴、消渴、表虚白汗、阴虚盗汗、梦遗滑精、肾虚久泻、遗尿尿频、虚烦心悸、失眠多梦、慢性肝炎等症。

用法

内服：煎汤，每次3~6克；碾末服，每次1~3克。

外用：适量，可以煎洗或碾末敷。

偏方

肾虚遗精：五味子、山药、肉苁蓉、泽泻、茯苓、知母各等量，碾细粉拌匀，炼蜜为丸。每次服10克，每日服2次，淡盐水送服。

慢性病毒性肝炎：紫丹参、北五味子各20克，板蓝根10克，一起碾成粉，炼蜜为丸。每服9克，日服3次。

肺虚咳喘：五味子250克，蒸烂去子，熬稀膏，调入蜂蜜适量，再上火熬熟，待冷贮瓷器中。每次1汤匙，开水冲服。

遗精滑泄：五味子100克，核桃仁250克。五味子水浸泡1夜，去核，与核桃仁同炒至干松，捣粗末。每次9克，开水冲服。

药膳

五味子鸡蛋汤

【原料】五味子20克，鸡蛋1个，白糖适量。

【制法】五味子洗净，浸泡，用大约700毫升清水和鸡蛋一起煎煮，蛋熟后捞起，放在冷水中浸泡片刻，去壳后再放回锅内煎煮约1小时，煲至汤汁剩250毫升，加入白糖便可。

【功效】本品具有补气和养阴的功效，既为时下汤饮，又是气阴两虚所致的肺结核患者的辅疗汤水。

山药五味子甜粥

【原料】粳米50克，山药100克，龙眼肉10克，五味子5克，荔枝肉10克，白糖20克。

【制法】①将粳米淘洗干净，浸泡好备用。

②山药刮洗干净，切成小薄片。

③将龙眼肉、荔枝肉、五味子均洗净备用。

④锅中加入约1000毫升冷水，将粳米、山药片、龙眼肉、荔枝肉、五味子一起放入，用小火煎煮。

⑤待米烂粥稠时，用白糖调好味，稍焖片刻即可。

【功效】益气，敛阴，固涩。

五味枸杞茶

【原料】五味子100克，枸杞子100克。

【制法】①洗净五味子用醋蒸后，取出待其干燥，需要时捣碎使用。(1000克的五味子，以1000克的醋蒸)。

②将醋炙五味子、枸杞子放入洁净耐热的容器中，冲入约1500毫升沸水，旋紧盖子，浸泡3日，可代茶饮，用量不限，也可加白糖或冰糖调味。

【功效】清暑解热，健脾醒胃。

山茱萸

——滋补肝肾，壮腰固精

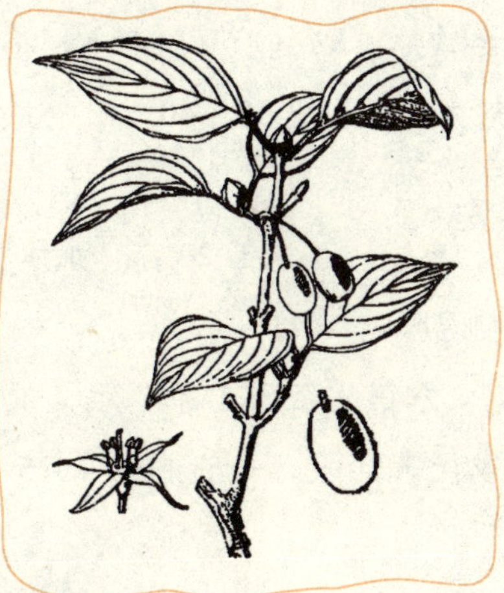

简介 山茱萸，又名山萸肉、枣皮。为山茱萸科植物山茱萸的干燥成熟果肉。产于陕西、河南、山东、山西、安徽、浙江、四川等地。

性味 性微温，味酸涩。归肝、肾经。

功效

温补肝肾，强壮腰膝，涩精，缩小便。适用于阳痿、遗精、高血压、体虚汗出、少年白发、小便频数、腰肌劳损等症。

用　法

水煎内服：每次6~10克，或入丸、散。

偏 方

性功能障碍：熟地 18 克，山萸肉、枸杞、菟丝子、肉苁蓉各 15 克。水煎服。

久病虚脱：山茱萸 60 克，生龙骨、生牡蛎各 30 克，白芍 18 克，党参 12 克，炙甘草 6 克。水煎服。

小便白浊：取大萝卜 1 个，切下青蒂，中间挖成凹坑状，放入山茱萸，盖上蒂，竹签固定，于饭内蒸至软烂。取出，不用萝卜，将山茱萸晒干为末，面糊调为丸，如梧桐子般大。每次服 30 ~ 40 粒，空腹食前温酒或盐汤送下。

糖尿病：山茱萸 35 克，五味子、乌梅、苍术各 20 克，加水 2000 毫升，煎至 1000 毫升，每日 3 次，饭前温服。

肩周炎：山茱萸（去核）35 克。水煎，每日 1 剂，服 2 次。病情好转后剂量减至 10 ~ 15 克，煎汤或代茶泡服。一般服药 4 ~ 5 剂开始见效。

药 膳

山茱萸牡丹炖甲鱼

【原料】甲鱼 200 克，山茱萸 20 克，大枣（干）10 克，牡丹皮 8 克，大葱 5 克，姜 5 克，盐 2 克，味精 1 克。

【制法】①甲鱼去头爪、内脏，洗净，用开水汆一下，放入沙锅中备用；大葱、姜洗净，切片。

②将山茱萸、牡丹皮放入锅内，加入适量清水，煮 20 分钟，再将煮好

的汁倒入炖甲鱼的沙锅内。

③放入大葱、姜、大枣，先用小火炖熬1个小时，再放入盐、味精即可。

【功效】滋补肝肾。

山茱萸香菇炖鹌鹑

【原料】山茱萸10克，鹌鹑4只，火腿肠30克，玉兰片30克，香菇30克，白菜心150克，料酒、盐、味精、姜片、葱段、胡椒粉各适量。

【制法】①鹌鹑洗净，氽去血水，切块；山茱萸洗净；火腿肠切薄片；香菇、玉兰片分别浸泡洗净，切薄片；白菜心洗净，切段。

②炖锅内放入鹌鹑、山茱萸、火腿肠、香菇、玉兰片、料酒及姜片、葱段，小火炖煮35分钟，加入白菜心、盐、味精、胡椒粉，稍煮即可。

【功效】补益肝肾，收敛固涩。

山茱萸羊肉米粥

【原料】粳米60克，羊肉（瘦）60克，山茱萸15克，盐1克，葱白5克，姜5克。

【制法】①将山茱萸、羊肉分别洗净后切细；葱白切段；姜切片。

②用沙锅煎山茱萸，取汁去渣，入羊肉、粳米同煮沸后，加入盐、葱白段、姜片，煮为稀粥。

【功效】补肾助阳，健脾养胃，润肠通便。

莲子

——补脾止泻，养心安神

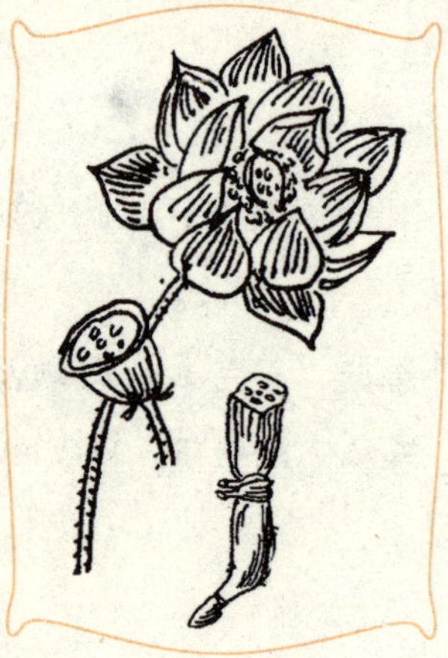

简介 莲子，又名莲肉、莲米、莲实、藕实、泽芝、莲子肉、莲蓬子、水芝丹。莲子为睡莲科多年生水生植物莲的成熟种子。产于湖南、福建、江苏等地。

性味 性平，味甘、涩。归脾、肾、心经。

功效

补脾止泻，益肾涩精，养心安神。用于治夜寐多梦、遗精、淋浊、久痢、虚泻、崩漏带下等症。

用法

水煎服，每次6～15克，去心捣碎用。

偏 方

体虚多梦，遗精：莲子肉100克，放入沙锅内，焖煨3小时至熟烂；加入冰糖100克，香油10毫升。午睡后食用。

小便赤浊：莲子60克，甘草10克。碾末，煎汤每次服6克。

高血压：莲子心1.5克，开水泡，代茶饮。

目赤香花：莲子心1.5克，菊花6克。开水泡，代茶饮。

老年体虚：莲子30克，煮酥，加红糖30克、黄酒30克、鸡蛋1个，煮熟，作点心，临睡前食。

药 膳

莲子芡实汤

【原料】莲子、芡实各30克，薏苡仁50克，龙眼肉8克，蜂蜜适量。

【制法】①先将莲子、芡实、薏苡仁、龙眼肉四味一起放入沙锅内。

②加500毫升清水，以小火炖煮1小时，再加入适量蜂蜜调味即可。

【功效】健脾益气，补血润肤。主治黄褐斑、脾气虚弱证，如面色萎黄、神疲乏力、食少纳呆、心悸失眠、大便不实等症。

莲子猪肚

【原料】猪肚1个，莲子10粒，香油、盐、葱、姜、蒜各适量。

【制法】①猪肚洗净，内装水发莲子（去心），用线缝合后放入锅内，加清水炖至熟透，捞出晾凉，将猪肚切成细丝，同莲子放入盘中。

②将香油、盐、葱、姜、蒜等调料，与猪肚丝拌匀即成。

【功效】健脾益胃，补虚益气。

莲子炸鹅肉

【原料】莲子、茯苓、山药、枸杞子各15克，鹅肉250克，食用油、盐、料酒各适量。

【制法】①将莲子、茯苓、山药、枸杞子混匀，煎成药汁。

②鹅肉洗净，切块，用料酒、盐腌过，再将鹅肉块倒入食用油锅内，炸至金黄色，加药汁烧干即可。

【功效】补益气血。主治气血虚弱、神疲乏力、气短懒言、精神委靡、失眠健忘等症。

诃　子

——收敛止泻，涩肠敛肺

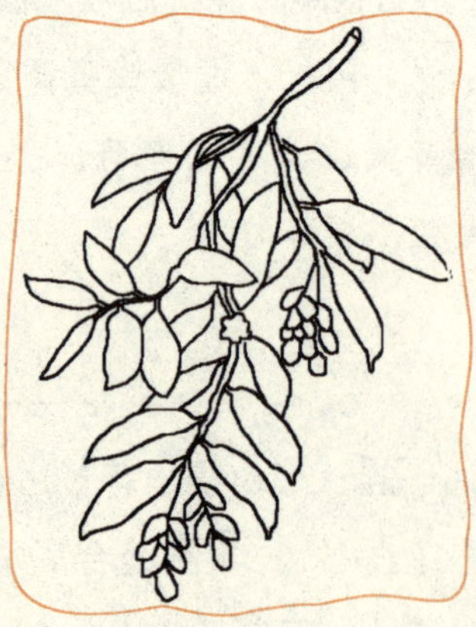

简介 诃子，又名诃黎勒。为君子科植物诃子或毛诃子的干燥成熟果实。产于西藏、云南、广西等地。

性味 性平，味甘、酸、涩。归肺、大肠经。

功效

涩肠，敛肺，降火利咽。用于治肺虚喘咳、久嗽不止、久泻久痢、咽痛音哑。也可用于治慢性肠炎、慢性支气管炎、慢性咽喉炎、声音嘶哑等症。

用法

每次 3~9 克，水煎服。涩肠止泻宜煨用，敛肺清热、利咽开音宜生用。

偏方

急性结膜炎：诃子、栀子、苦楝子各等份，共碾为细粉。每次 6 克，每日 3 次，用开水送服。

口腔溃疡：连翘 80 克，金银花、诃子各 40 克。水浸泡 1 小时，水煎液浓缩、烘干、碾粉。每日 3 次，涂敷于溃疡面。

久泻久痢偏于热者：诃子 30 克，木香 15 克，黄连 9 克，生甘草 6 克，共碾为末。每次服 6 克，日服 2 次。

久泻久痢偏于虚寒者：诃子（煨熟）90 克，罂粟壳、陈皮各 60 克，姜 45 克，共碾为末。每次服 6 克，日服 2 次。

肺虚咳喘及久咳失音：诃子、桔梗各 9 克，甘草 6 克。水煎服。

药膳

诃子姜粥

【原料】诃子 15 克，姜 10 克，粳米 100 克。

【制法】先用水煎前两味食材，去渣取汁。将粳米放入锅内，加适量清水，放入药姜汁，煮粥，任意服食。

【功效】健肠止泻，敛肺利咽。

二子猪肺汤

【原料】猪肺1个，诃子6克，五味子20粒，冰糖适量。

【制法】猪肺洗净，放入锅内，再下入上述两味药材，加水煮汤，待猪肺烂熟后以冰糖调味即可。

【功效】补肺敛气，止咳定喘。

乌梅

——益气生津，敛肺安蛔

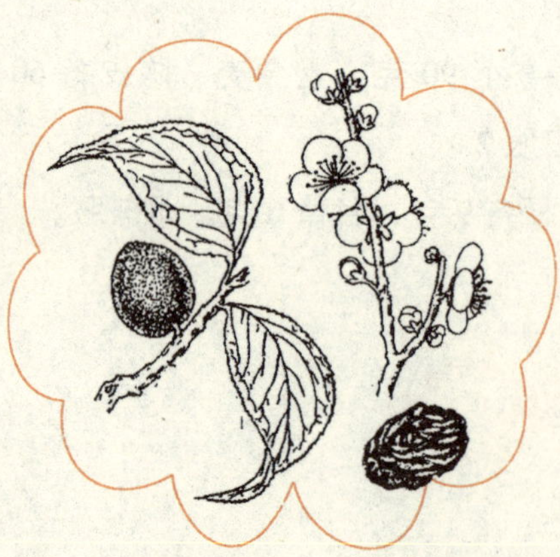

简介 乌梅，又名梅实。为蔷薇科植物梅的加工过的未成熟果实。产于浙江、福建、云南等地。

性味 性平，味极酸、涩。归肝、脾、肺、大肠经。

功效

敛肺止咳，涩肠止泻，安蛔止痛，生津止渴。适用于久咳、虚热烦渴、久疟、久泻、痢疾、便血、尿血、血崩、呕吐等症。也可用于治细菌性痢疾、肠道蛔虫等症。

用　法

内服：煎汤，每次5～10克；或入丸、散。

外用：适量，煅碾末擦或煎汤洗。

偏　方

口渴、多汗、乏力：太子参、乌梅各15克，甘草6克，冰糖（或白糖）适量。前三味药材水煎，加糖，代茶饮。

阴虚盗汗症：大枣10枚，乌梅5～10枚，冰糖适量。共煎汤。分2～3次服用。

小儿腹泻：乌梅、山楂各15克，水浸1小时，煎3次，每次煎1小时，合并3次煎液，加糖适量，分3次服。

细菌性痢疾和阿米巴痢疾：姜10克，乌梅肉30克，绿茶6克，红糖适量。生姜、乌梅切碎共放保温杯中，以沸水冲泡，盖严杯盖温泡半小时，再加红糖。趁热顿服，每日3次。

慢性胃炎：乌梅20克，红糖适量。乌梅和红糖一起加入600毫升水中，煮至400毫升，除去药渣饮用。

虚寒型痢疾：胡椒10粒，乌梅5个，茶叶5克。将原料碾细末，用沸水冲饮。每日2次，连饮5天。

药膳

乌梅绿豆糕

【原料】绿豆1000克，赤豆沙500克，乌梅125克，白糖250克。

【制法】①将绿豆用沸水浸泡2小时，放在淘箩里擦去外皮，并用清水将皮漂去。将绿豆放在钵内，加清水上笼蒸约3小时，待熟透后取出，除去水分，磨成绿豆沙。

②将乌梅用沸水浸泡3~4分钟，取出切成小丁或小片。

③将制糕木蒸框放在案板上，衬白纸1张，把木框按在白纸上，先放上一半绿豆沙铺均匀，撒上乌梅，中间铺一层赤豆沙，再将其余的绿豆沙铺上揿结实。

④把250克白糖均匀地撒在表面，按6.6厘米的宽度切成方块，拿去木框，铲入盘中食用。

【功效】清凉生津。

乌梅虎杖蜜汁

【原料】乌梅250克，虎杖500克，蜂蜜1000克。

【制法】将乌梅、虎杖洗净，水浸1小时，再用瓦罐，加水适量，小火慢煎1小时，滤出头道汁500毫升，再加水煎，滤出二道汁300毫升。将药汁与蜂蜜入锅中，小火煎5分钟，冷却装瓶。每次服1汤匙，饭后开水冲服，日服2次，3个月为1疗程。

【功效】清热解毒，利胆止痛。

第十二节… 平喘止咳类

苦杏仁

——止咳平喘，润肠通便

简介 苦杏仁，又名北杏仁、杏核仁、杏子、杏梅仁。为蔷薇科植物杏、野杏、山杏和东北杏的成熟种仁。产于东北、华北、甘肃等地。

性味 性微温，味苦。归肺、大肠经。

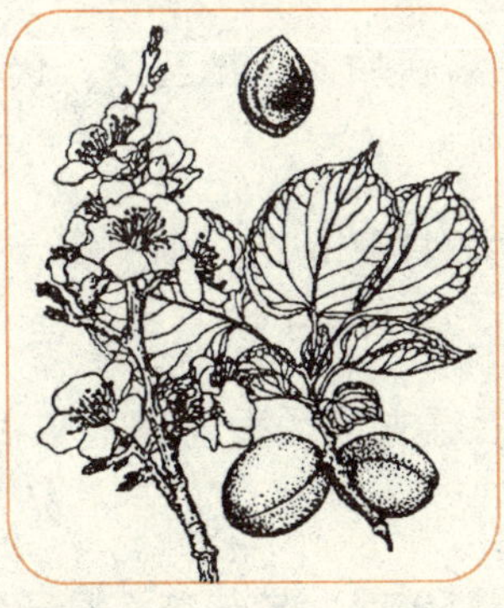

功效

降气化痰，止咳平喘，润肠通便。主治慢性气管炎、足癣、外感咳嗽、肺虚劳嗽、肠燥便秘等症。

用　法

内服：水煎汤，每次4.5～9克，或入丸、散。

外用：捣敷。

偏　方

慢性气管炎：苦杏仁与等量冰糖碾碎，混匀。每次取10克用水冲服，早晚各1次。

外感温燥：桑叶3克，苦杏仁4.5克，沙参6克，浙贝3克，香豉3克，栀皮3克，梨皮3克。加水2杯，煮取1杯，一次饮完。

足癣：苦杏仁100克，陈醋300毫升。将上述两味药食材放入搪瓷容器，用小火煎15～20分钟，使药液浓缩至150毫升，冷却后装瓶密封；用时先将患处用温开水洗净拭干，再涂药液，每日3次。

支气管炎：苦杏仁10克，大鸭梨1个，冰糖适量。先将苦杏仁去皮尖，打碎。鸭梨去核，切块，加适量水同煎。待熟后加入冰糖至溶，代茶饮用，不拘时。

受寒所致咳嗽气喘：苦杏仁9克，麻黄3克，甘草6克。水煎服，每日1剂，分2次服。

脓疱疮：苦杏仁（去皮、尖）60克，烧炭后碾末，加香油调成稀糊，涂患处。每日2次。

阴痒：苦杏仁100克，香油450毫升，桑叶150克。将苦杏仁炒干碾成粉末，用香油调成稀糊状。用时先以桑叶加水煎冲洗外阴，阴道冲洗后用杏仁油涂搽，每日1次。或用带线棉球蘸杏仁油塞入阴道，24小时后取出，连用7日。忌食葱、姜、辣椒等刺激性食物。

药膳

杏仁蒸肉

【原料】带皮猪肉500克，杏仁20克，冰糖30克，水淀粉、酱油、料酒、熟猪油、大葱、姜丝各适量。

【制法】猪肉洗净，切块；杏仁用沸水泡透，去皮，放入纱布包好；锅中倒入熟猪油烧热，放入冰糖，炒至深红色，下猪肉块翻炒，加大葱、姜丝、酱油、料酒、水、杏仁，用小火炖至猪肉九成熟时，将杏仁取出，平铺在碗底，将炖好的肉块放在杏仁上，上笼蒸烂；将剩下的原汤煮沸，加水淀粉勾芡，浇在肉上即可。

【功效】清肺止咳，润肺化痰。

杏仁藕粉

【原料】苦杏仁9克，荸荠50克，藕粉50克，冰糖15克。

【制法】将苦杏仁拣杂，放入温开水中泡涨，去皮尖，连同浸泡液放入碗中；将荸荠洗净，除去荸荠头及根须，用温开水冲一下，连皮切碎，剁成荸荠泥糊。烧锅置火上，加清水适量，放入杏仁浸泡液，煎煮30分钟，过滤取汁，与荸荠泥糊同放入锅中，拌和均匀，小火煨煮至沸，拌入调匀的湿藕粉及冰糖末，边拌边煨煮成羹。

【功效】清肺止咳，化痰抗癌。

杏仁姜汤

【原料】苦杏仁500克，姜10克，甘草10克，盐10克。

【制法】①将苦杏仁用温水浸泡，去皮、尖，捣烂。

②将甘草炒黄，碾成细末。

③将姜去皮洗净，切碎，与食盐一起捣烂。

④将以上三味药材混合均匀装瓶备用。

⑤取适量药末，加水煎沸，去渣饮汤。

【功效】祛寒解表，润肺镇咳。

桑白皮

——泻肺平喘，利水消肿

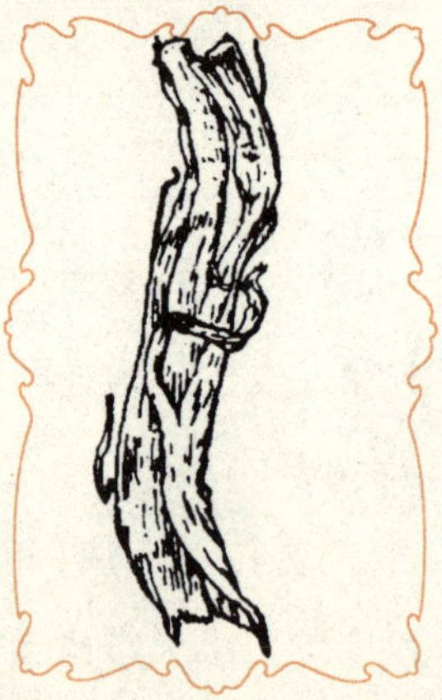

简介 桑白皮，又名桑皮、桑根白皮、桑根皮等。为桑科落叶小乔木桑树的根皮。产于安徽、河南、浙江等地。

性味 性寒、味甘。归肺经。

功效

泻肺平喘、利水消肿。主治肺热喘咳、吐血、水肿、脚气、小便不利等症。

用 法

水煎服，每次5～15克。利水及清肺平喘宜生用；肺虚咳喘宜蜜炙用。

偏 方

哮喘： 桑白皮、苦杏仁各15克，猪肺250克。先将猪肺切片，挤洗干净，与桑白皮、苦杏仁加水同炖至烂熟。饮汤食猪肺。

流行性乙型脑炎： 桑白皮15克，赤小豆50克。水煎，代茶饮。

肾炎： 桑白皮、桑葚、糯米各150克。将桑白皮切碎，以水2000毫升，煮汁至1000毫升，入桑葚再煮，取500毫升，与糯米同酿酒。适量饮用。

糖尿病： 桑白皮12克，冬瓜仁15克，葶苈子9克。煎汤服。

传染性肝炎： 鲜桑白皮60克，白糖适量。水煎，分2次服。

药膳

桑白皮煮米花

【原料】桑白皮30克，糯米花50克。

【制法】桑白皮、糯米花放入烧杯内；烧杯置大火上烧沸，再用小火煎煮25分钟即成。

【功效】清肺止渴。

桑白皮麦冬粥

【原料】桑白皮15克，地骨皮30克，麦冬10克，面粉适量。

【制法】取桑白皮、地骨皮、麦冬放入沙锅浸泡 20 分钟，水煎 20 分钟去渣取汁，面粉调成糊共煮为稀粥。

【功效】清肺凉血，生津止渴。

阿胶桑白皮粥

【原料】桑白皮、阿胶各 15 克，糯米 100 克，红糖 8 克。

【制法】桑白皮水煎 2 次，去渣取汁。糯米淘净入锅，加水煮 10 分钟，倒入药汁、阿胶，粥熟调入红糖即可。

【功效】补血滋阴，润燥清肺。

白果

——敛肺定喘，止带缩尿

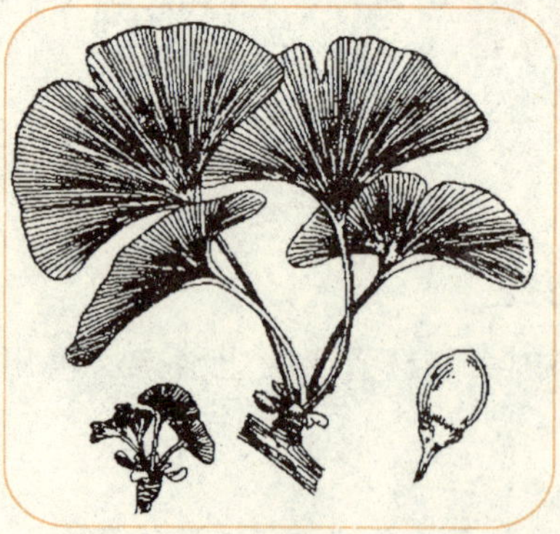

简介 白果，又名银杏果，佛指甲、白果仁。为银杏科落叶大乔木银杏的干燥成熟种子。产于广西、四川、河南等地。

性味 性平，味甘、苦、涩。归肺、肾、脾经。

功效

敛肺气，定喘咳，止带浊，缩小便。可治哮喘、痰嗽、白带、带浊、遗精、淋病、小便频数等症。

用　法

每次5～9毫升，捣碎水煎服。

偏　方

肺结核： 嫩白果（带肉质外皮）浸入菜油中1年以上，每次服1粒，每日服3次，连服30～100日。

妇女白带： 白果1粒，碾细粉，另取鸡蛋1只打1小孔，将白果粉从孔中放入，饭上蒸熟食用（此方适用于病程长的患者）。

小儿遗尿： 白果炒熟，去壳食肉。4～5岁小儿每次2个，5岁以上每次5个。细嚼，每晚睡前服，连服2～4周。

鸡眼： 生白果捣烂敷患处，须先将鸡眼挑出血后再敷。

头目眩晕： 白果仁5个，龙眼肉5个，大枣7个。水煎，每日早晨空腹服。

药膳

白果绿豆炖猪肺

【原料】白果15克，绿豆50克，猪肺1具，料酒10克，姜5克，葱10克，盐5克，上汤1500毫升。

【制法】①白果去壳及心；绿豆洗净去杂质；猪肺洗净，切成4厘米见方的小块；姜拍松，葱切段。

②把猪肺放入炖锅内，加入上汤1500毫升，放入料酒、姜、葱、盐、白果、绿豆。

③把炖锅置大火上烧沸，撇去浮沫，再用小火煮1小时即成。

【功效】敛肺气，定痰喘。

白果莲子鸡

【原料】乌骨鸡1只（约750克），白果、莲子、糯米各5克。

【制法】①将乌骨鸡洗净，然后将白果、莲子、糯米装入鸡腹内。

②把鸡放入锅内，加适量水，炖至鸡肉熟烂即可。

【功效】益肾，补脾，固精。

枇杷叶

——和胃降气，清肺止咳

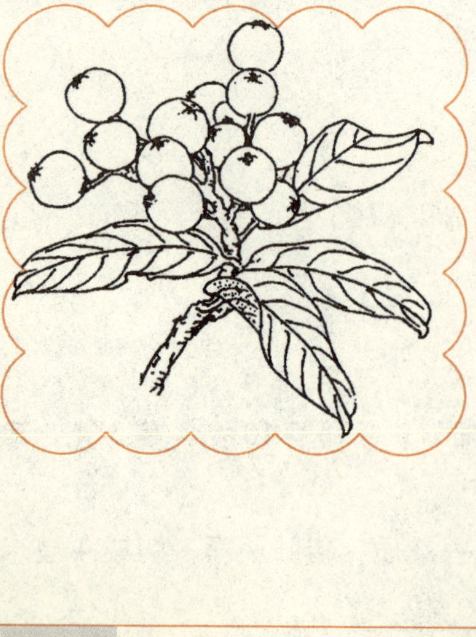

简介 枇杷叶，又名杷叶、巴叶、苏杷叶、广杷叶、芦桔叶、无忧扇。为蔷薇科常绿小乔木枇杷的干燥叶。产于广东、江苏、浙江等地。

性味 性微寒，味苦。归肺、胃经。

功效

清肺止咳，降逆止呕。可治肺热痰嗽、咯血、衄血、胃热呕哕等症。其他如声音嘶哑、小儿吐乳、痘疮溃烂也可用枇杷叶辅助治疗。

用　法

每次5~10克，水煎服。

偏　方

慢性咽炎，声音嘶哑：枇杷叶6克，石菖蒲3克，郁金3克，鲜槐花子3克。水煎服，每日3次。

声音嘶哑：鲜枇杷叶50克，淡竹叶6克。水煎服。

痘疮溃烂：枇杷叶煎汤洗患处。

粉刺：枇杷叶240克，黄芩120克，甘草30克，天花粉120克，共碾为细末。每次服用4.5克，饭后睡前用茶汤送下。忌食酒、煎炒等食品。

酒糟鼻：枇杷叶去毛，焙后碾末。每次3~6克，用茶送服，每日2次。

衄血不止：枇杷叶去毛，焙干后碾末，每次茶水送服3~6克，1日2次。

药膳

枇杷叶米粥

【原料】枇杷叶15克，粳米100克，冰糖30克。

【制法】将枇杷叶用纱布包好，放入沙锅内，加水200毫升煎至100毫升，去渣，加入粳米、冰糖，再加水600毫升，煮成稀粥。

【功效】清肺化痰，止咳降气。

枇杷叶梨枣膏

【原料】枇杷叶 50 克，梨 200 克，大枣（鲜）250 克，莲子 120 克，蜂蜜 150 克。

【制法】①枇杷叶加水煎煮 1 小时后取汁，用绸子过滤，除去绒毛。

②梨去皮、核，切碎与大枣、莲子、蜂蜜同放锅内，铺平，倒入枇杷叶汁，使其浸过他物，加盖，煮半小时翻转，再煮半小时，用瓷罐收好。

【功效】补肺益气。

胖大海

——清热润肺，利咽解毒

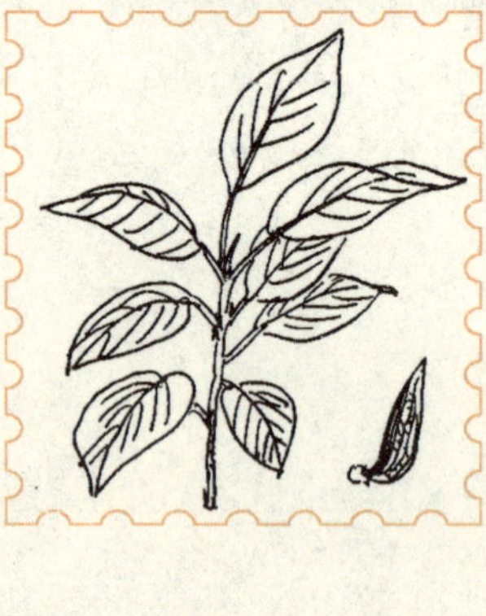

简介 胖大海，又名大洞果、大发、通大海。为梧桐科植物胖大海的种子。产于热带地区。

性味 性寒，味甘。归肺、大肠经。

功效

清热润肺，利咽解毒。适用于肺热声哑、干咳无痰、咽喉干痛、热结便闭、头痛目赤，大便出血等症。

用　法

每次 2 ~3 枚，水煎服。

偏　方

干咳失音：取胖大海 3 枚，洗净，用冰糖 30 克放入碗内冲入沸水，浸泡半小时。代茶饮用，每天 2 次。

婴幼儿便秘：取胖大海 3 枚，泡水饮。

感冒咳嗽咳黏痰：炙麻黄 6 克，炒杏仁 9 克，胖大海 3 枚，冰糖 12 克。水煎服，每日 1 剂。

大便出血：胖大海数枚，开水泡发，去核，加冰糖调服。

急性扁桃体炎：胖大海 3 ~5 枚，甘草 3 克，泡茶饮用，连用 3 ~5 日。

药膳

银翘胖大海汤

【原料】金银花、连翘各 9 克，胖大海 6 枚，冰糖适量。

【制法】将金银花、连翘置于锅中，用适量清水煮沸；再放入胖大海，加盖闷 30 分钟左右，再加冰糖适量，趁热饮用。

【功效】疏风清热，解毒开音。

海杞豌豆羹

【原料】胖大海 100 克，枸杞子 10 克，豌豆 10 克，冰糖 250 克。

【制法】①将胖大海装入汤盅内，用开水浸泡发，盖上盅盖，半小时后用手捞出，原汁留用。将拣出的胖大海置白瓷盘上，用小镊子拣去皮和核后，用清水洗一遍，再用原汁泡上；枸杞子用温水泡发。

②锅内倒入500克清水，加入冰糖烧至溶化，过罗筛，将锅洗净，倒入糖水、胖大海汁和枸杞子烧沸，撇去浮沫，装入汤盅内或装入10个小碗内，每人1份，撒熟豌豆即成。

【功效】明目清火。

胖大海蜜汁茶

【原料】胖大海3枚，蜂蜜20克。

【制法】胖大海洗净，放入茶杯中，加入蜂蜜和沸水，加盖泡10分钟左右；待温和后搅匀即可饮用。每日1剂，连服3～6日。

【功效】清热润肺，利咽解毒。

半夏

——燥湿化痰，降逆止呕

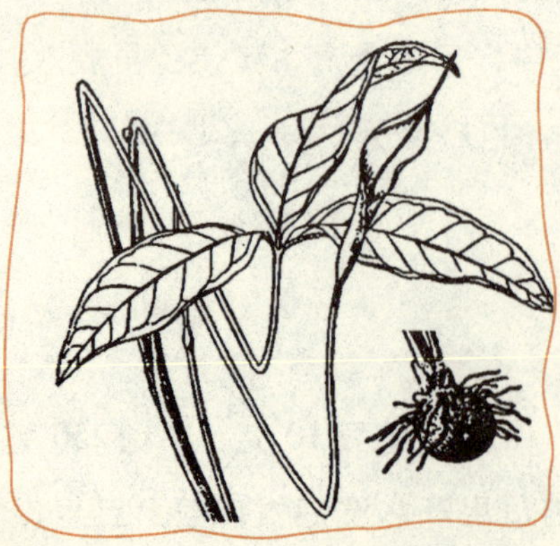

简介 半夏，又名三叶老、三叶半夏、三步跳。为天南星科植物半夏的块茎。产于全国各地。

性味 性温，味辛。归肺、胆经。

功效

燥湿化痰，降逆止呕，消痞散结。适用于痰多咳喘、风痰眩晕、恶心呕吐、梅核气、痈疽肿毒等症。

用 法

每次3~6克，水煎服。

偏 方

梅核气：半夏6克，厚朴5克，茯苓6克，姜5克，苏叶5克。水煎服。

风痰上扰：半夏6克，天麻、茯苓、橘红各4克，白术10克，甘草2克，姜1片，大枣2枚。水煎服。

散结除痞：半夏6克，黄芩、干姜、人参各5克，黄连2克，大枣6枚，甘草5克。水煎服。

急性支气管炎：栝楼12克，半夏、黄芩各10克。水煎服。

胆虚痰热：半夏、陈皮、竹茹、枳实各9克，茯苓12克，甘草5克。水煎服。

药膳

半夏薤白蒸乳鸽

【原料】制半夏6克，栝楼10克，薤白10克，乳鸽1只，料酒10克，葱10克，姜5克，盐3克，鸡汤300毫升。

【制法】①把制半夏、栝楼、薤白洗净，放入炖杯内，加清水500毫升，在中火上煮沸25分钟，去渣留汁。

②乳鸽宰杀后，去毛、内脏和爪；姜拍松，葱切段。

③把乳鸽放入蒸杯内，加入料酒、盐、葱、药汁和鸡汤。

④把乳鸽蒸杯置蒸笼内，用大火大汽蒸35分钟即成。

【功效】活血化淤，祛痰通络。

半夏鸡肉汤

【原料】党参15克，制半夏10克，姜10克，黄连5克，干姜10克，甘草5克，大枣10克，鸡肉500克，料酒10克，葱15克，胡椒粉3克，盐6克，鸡精6克。

【制法】①把前七味药材洗净，放入盆内；鸡肉洗净，切成4厘米的块；葱切段。

②将七味药材用纱布袋装好，扎紧口与鸡肉同放炖锅内，加水适量，放入料酒、葱、胡椒粉，置大火上烧沸，改用小火炖40分钟，再加入盐、鸡精搅匀即成。

【功效】健脾胃，益气血。

半夏山药粥

【原料】山药（研细末）30克，半夏30克，白糖适量。

【制法】①先将半夏用微温水淘洗干净。

②锅中加入适量水，放入半夏，水煎，去渣取汁约500克。

③调入山药细末，继续煮两三次沸，调入白糖食用。

【功效】本粥健脾和胃，降逆止呕，适用于脾虚弱者食用。

罗汉果

——清热润肺，滑肠通便

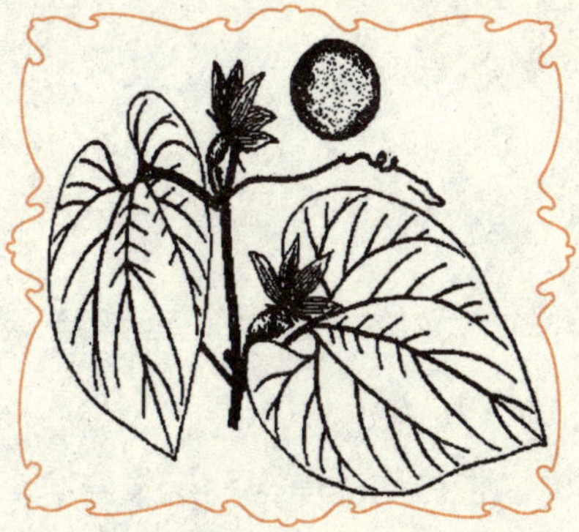

简介 罗汉果，又名拉汉果、假苦瓜。为葫芦科植物罗汉果的干燥果实。产于广西北部地区。

性味 性凉，味甘。归肺、大肠经。

功效

清热润肺，明目镇咳，滑肠通便。适用于百日咳、痰饮咳嗽、声音嘶哑、咽喉肿痛、血燥便秘、胃热便秘等症。

用法

煎汤，每次服用量为 9 ~ 15 克。

偏方

百日咳：罗汉果 1 只，鱼腥草 30 克，蜈蚣 30 克。水煎服。

咳嗽： 罗汉果半只，鲜鱼（鲤鱼、黑鱼）500克。将鲜鱼去鳞及内脏，与罗汉果同煮，喝汤吃鱼。

肺结核咳血： 罗汉果15克，阿胶12克（烊化）。水煎服。

咽喉炎： 罗汉果1个，切薄片，泡茶饮。

肠燥便秘： 罗汉果2个，去壳捣碎，水煎服，每晚1次。

药膳

罗汉果瘦肉汤

【原料】猪瘦肉500克，罗汉果半个，龙脷叶50克，西洋参、杏仁各20克，龙眼肉、北沙参各15克，蜜枣6粒。

【制法】①猪瘦肉、蜜枣、龙眼肉、杏仁均洗净；罗汉果洗净、打破。

②将猪瘦肉放入加有适量清水的锅中，并放入龙脷叶、龙眼肉、北沙参、蜜枣、西洋参、杏仁、罗汉果，用小火煲2小时左右；待汤浓时，即可食肉饮汤。

【功效】清凉解渴，理痰火，清心润肺，止咳热。

二果止咳羹

【原料】罗汉果1个，白果50克，红薯粉适量。

【制法】①用小火煮白果约15分钟后，捞出备用。

②将罗汉果敲开，加沸水500毫升，盖好盖子浸约30分钟，倒入锅内烧沸，加入煮好的白果，并用红薯粉勾芡即成。可用小碗分装食用。

【功效】润肺止咳，润肠通便，抗衰延年。

第十三节… 安神益智类

远志

——安神益智，祛痰消肿

简介 远志，又名棘菀、细草、苦远志，为远志科植物远志或卵叶远志的根皮。产于河北、陕西、吉林等地。

性味 性微温，味苦、辛。归心、肾、肺经。

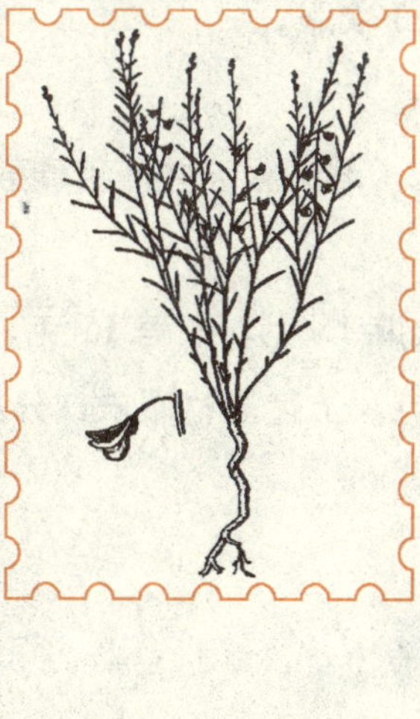

功效

安神益智，祛痰，解郁。适用于心神不安、惊悸、失眠、遗精、健忘、痰阻心窍引起的神志恍惚、惊痫、痰多不爽等症；也用于寒凝气滞及痰湿阻络引起的痈疽疮肿、乳房肿痛等。

用 法

内服： 煎汤，每次取 3～10 克服用；浸酒或入丸、散。

外用： 适量，碾末酒调敷于患处。

偏 方

咳嗽痰多： 远志、桔梗、甘草各 6 克，紫菀、杏仁各 10 克。水煎服。每日 1 剂。

慢性支气管炎： 远志肉、杏仁、桑皮、紫菀各 10 克，桔梗 6 克，贝母 8 克。水煎服，每日 1 剂，早、中、晚分 3 次服。

咽喉肿痛： 远志肉碾为末，吹入喉中。

痈肿疮毒，乳房痛肿： 远志肉碾为末，酒送服；并外用调敷患处。

健忘症： 取远志碾为末，冲服。

高血压： 远志 15 克，菊花 15 克，天麻 15 克，川芎 15 克，天竺黄 12 克，柴胡 10 克，石菖蒲 10 克，僵蚕 10 克。上述药材碾末，分 6 份。餐前半小时服，每次服 1 份，每日 3 次。

药膳

远志莲子粥

【原料】远志30克，莲子15克，粳米50克。

【制法】①将远志浸泡去心皮，然后与莲子碾为细粉。

②粳米加适量水煮成粥时，放入远志和莲子粉，略煮片刻即可。

【功效】补中益心。

远志枸杞汤

【原料】龙眼肉10克，枸杞10克，远志3克，大枣3克，核桃仁6克，白糖适量。

【制法】将上述原料洗净加适量的清水，慢火煮至汤汁收浓，放入白糖即可食用。

【功效】祛痰开窍，宁心安神。

远志熟地补酒

【原料】远志、石菖蒲、补骨脂、熟地、地骨皮、牛膝各30克，白酒500毫升。

【制法】将前六味药材共碾细末，置容器中，加入白酒，密封，浸泡5日后即可饮用。每次空腹服10毫升，每日早、午各服1次。

【功效】理气活血，聪耳明目，轻身延年，安神益智。适用于老年人五脏不足、精神恍惚、耳聋耳鸣、少寐多梦、食欲不振等症。

合欢皮

——安神解郁，活血消肿

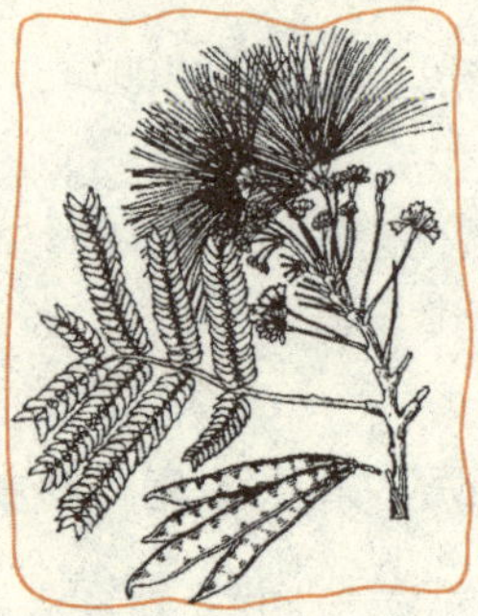

简介 合欢皮，又名萌葛、夜合皮、合昏皮、马樱花、青裳衣、合欢木皮、肉痒树皮、绒花树皮。为豆科落叶乔木合欢的树皮。

性味 性平，味甘。归心、肝、肺经。

功效

安神理气，解郁。食用合欢皮可聪耳明目、轻身，使人肌肤润泽，精力旺盛，不易衰老。

用　法

内服： 水煎服，每次 6 ~ 12 克。

外用： 适量。

偏　方

痈疽肿痛： 合欢皮适量，煎稠膏，外敷患处。每日 1 次。

肝郁脾虚型抑郁症、神经衰弱：合欢皮 15 克，芡实 25 克，甘草 3 克，红茶 1 克，红糖 25 克。合欢皮、芡实、甘草加水 1000 毫升，煮沸 30 分钟，去合欢皮和甘草渣，加入红糖，再煎至 300 毫升，最后加红茶即可。分 3 次温服，日服 1 剂。

跌打损伤、淤血肿痛：合欢皮（炒干）120 克，麝香、乳香各 3 克。共碾细末，每次 9 克，温酒调服。

药膳

合欢蒸猪肝

【原料】合欢皮 15 克，猪肝 150 克，盐适量。

【制法】将合欢皮用水浸泡半日，再把猪肝切片，与合欢皮同放入碗内，加盐，盖上锅盖，隔水蒸熟。吃猪肝，饮汤。

【功效】清肝明目，舒郁理气，养肝安神。

合欢茶

【原料】合欢皮 6 克，冰糖 1 小匙。

【制法】合欢皮用清水快速冲净，入杯中。锅内加 2 碗水熬沸，迅速冲入合欢皮中，加冰糖，盖杯盖闷约 2 分钟即可饮用。

【功效】安神，清心养胃。

合欢花瘦肉汤

【原料】合欢皮 15 克，珍珠母 30 克，猪瘦肉 100 克。

【制法】将前两味药材水煎，去渣取汁，与猪瘦肉同煮，至猪瘦肉熟烂即可。

【功效】防衰老，养心。

柏子仁

——养心安神，润肠固精

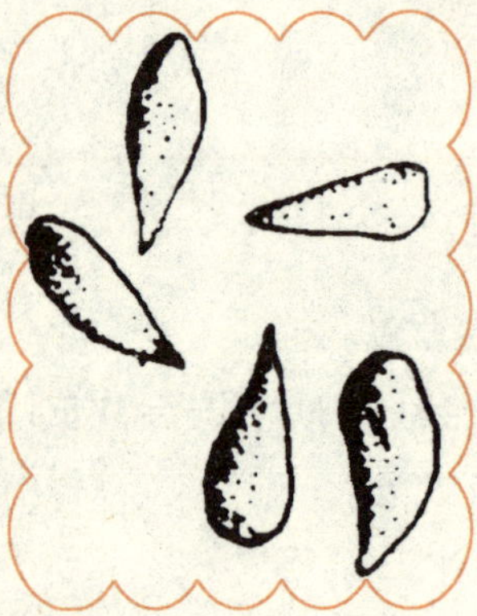

简介 柏子仁，又名柏实、柏仁、柏子、侧柏仁、柏子仁霜。为柏科植物侧柏的种仁。产于山东、河南、河北、陕西、湖北、甘肃、云南等地。

性味 性平、味甘。归心、肾、肠经。

功效

养心安神，益肾固精，止汗，润肠。主治心阴血亏、肾阴不足、阴虚肠燥引起的失眠健忘、腰膝酸软、遗精盗汗、大便秘结等症。

用　法

内服： 水煎服，每次 3 ~9 克。

外用： 适量。便溏者宜制霜用。

偏 方

老人体虚便秘：柏子仁、麻子仁、松仁各等份，同碾为末，制丸如梧桐子般大。每次服20~30丸，饭前服。

斑秃：柏子仁、当归各500克。共碾细末，炼蜜为丸如黄豆粒大。每次服9克，每日3次，饭后服。

失眠：柏子仁10克，猪心1个。先将猪心用清水洗净血污，再把洗净的柏子仁放入猪心内，再放入瓷碗中，加适量水上锅隔水蒸至肉熟。加盐调味，每日分2次食完。

脱发：柏子仁、当归各500克，同碾为细末，炼蜜为丸。每日3次，每次6~9克，饭后服。

药 膳

柏子仁山药猪心汤

【原料】柏子仁10克，大枣10枚，山药10克，猪心1个，料酒10克，姜5克，葱10克，盐3克，鸡汤500毫升。

【制法】①柏子仁洗净；大枣去核；山药切片；猪心洗净，用沸水氽一下，捞起切片；姜拍松，葱切花。

②把猪心片装入碗内，加入料酒、姜、葱、盐，腌渍30分钟。

③把鸡汤放入锅内，置大火上烧沸，放入柏子仁、大枣、山药片，用小火煎煮25分钟，再放入猪心片，煮10分钟即成。

【功效】滋补气血，养心安神。适合心气不足型冠心病患者饮用。

柏子仁煮花生米

【原料】花生米500克，柏子仁30克，盐、葱段、姜片、花椒、桂皮各适量。

【制法】①花生米去杂洗净，放入锅内。

②柏子仁拣洗净，用净布包好，放入锅内。

③锅置火上，加葱段、姜片、花椒、桂皮，再加入适量清水，大火烧沸后，改为小火焖煮至熟，加入盐再烧至入味后，即可起锅食用。

【功效】养心安神。

酸枣仁

——养心益肝，安神敛汗

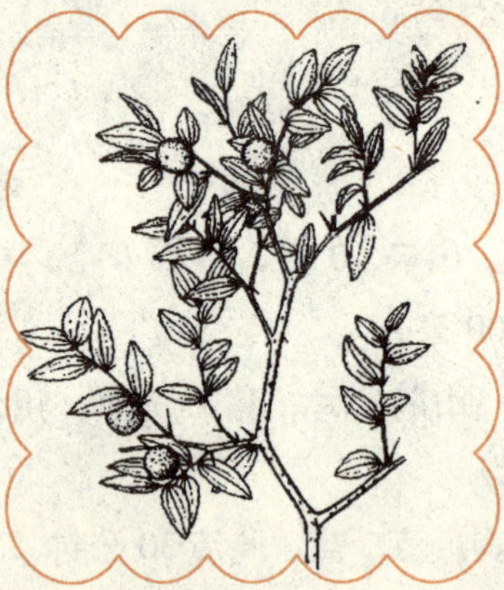

简介 酸枣仁，又名山枣仁、酸枣核、山枣。为鼠李科植物酸枣的干燥成熟种子。产于黄河以北地区。

性味 性平，味甘、酸。归心、肝、胆经。

功效

养心益肝，安神敛汗。适用于阴虚血亏之心神不安、失眠多梦、惊悸怔忡、自汗、盗汗等症。

用　法

水煎服，每次 10 ~ 20 克；碾末吞服，每次 1.5 ~ 3 克。

偏　方

盗汗：酸枣仁、人参、茯苓各等份，共碾细末。每次食用 6 克，米汤调服。

小儿夜啼：酸枣仁 10 ~ 20 克，水煎服（可加适量白糖）。或将酸枣仁碾末，每次 1.5 ~ 3 克，睡前服。

失眠：清晨 8 时前冲泡绿茶 15 克，8 时后忌饮茶水，晚上就寝前冲服酸枣仁粉 10 克。

不射精症：酸枣仁 30 克，细茶 60 克，同碾末。以人参须 6 克煎汤送服 6 克，每日 2 次。

神经衰弱：酸枣仁 20 粒，黄花菜 20 根。上两味药材炒至半熟，捣碎成细末。温水冲服，睡前 1 次服完，连服 10 ~ 15 日。

药膳

酸枣仁米粥

【原料】粳米 100 克，酸枣仁 15 克，冰糖 10 克。

【制法】①酸枣仁入干锅炒黄，碾末备用。

②粳米淘洗干净，浸泡半小时后放入锅中，注入约 1000 毫升冷水，用大火煮沸后改用小火熬煮。

③粥将稠时加入酸枣仁末，续煮至粥成，加冰糖调味即可。宜空腹食用。

【功效】宁心安神。

酸枣生地炖金龟

【原料】酸枣仁（炒）9克，生地20克，黄连6克，当归15克，人参10克，远志6克，茯苓15克，石莲肉10克，甘草3克，金龟1只（300克），料酒8克，姜4克，葱6克，盐4克，味精3克，胡椒粉3克，鸡油25克．上汤1800毫升。

【制法】①将以上药材洗净，装入纱布袋内，扎紧口；金龟宰杀后，去头、尾及肠杂，留龟壳及龟板；姜拍松，葱切段。

②将金龟、药包、姜、葱、料酒同放炖锅内，加入鸡油、上汤，置大火上烧沸，再用小火炖35分钟，加入盐、味精、胡椒粉调味即成。

【功效】滋阴，养心，固精。

百合

——清心安神，养阴润肺

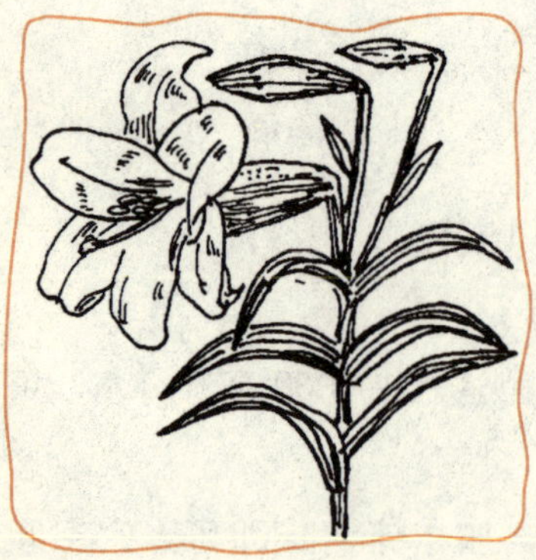

简介 百合，又名白百合、白花百合。为百合科植物卷丹、百合或细叶百合的干燥磷茎。产于陕西、山西、河南、河北、浙江、江西、安徽、湖北、湖南等地。

性味 性寒，味甘。归肺、胃经。

功效

清热，润肺，安神止咳。适用于肺阴虚引起的干咳无痰，或咳嗽日久、痰中带血；热病后余热未清引起的心烦、口燥、小便短赤；阴虚内热引起的心烦失眠、神经衰弱、疮痈不溃等症。

用　法

内服：水煎服，每次 10～30 克。亦可蒸食或煮粥食。

外用：鲜品捣敷。

偏　方

肺痈：百合适量，拌蜂蜜蒸或煮，频食。

小儿百日咳：鸡胆 1 个，百合 10 克。将鸡胆焙干，与百合同碾细末。1 岁以内分 3 天服；1～2 岁分 2 天服；3～6 岁 1 天服；7～10 岁以上药量加倍，1 天服完。每天量分 3 次内服。

治风疹：盐 62 克，百合 16 克，黄丹 9 克，醋 0.3 克，唾液 1.4 克。捣和敷贴。

神经衰弱：百合 30 克，白芍、白薇、白芷各 12 克。水煎服，每日 1 剂。

口干唇燥、颜面萎黄：百合 15 克，鸡蛋黄 1 个。水煎服，每次 20 毫升，每日 3 次。

湿疮：生百合捣涂，1～2 天即可见效。

痈疮未溃：鲜百合、盐各适量。鲜百合洗净，加食盐适量，捣烂如糊状，敷于患处，每日更换 2 次，以消退为度。

药膳

蜜蒸百合

【原料】百合100克，蜂蜜150克。

【制法】百合洗净，放入大碗内，加入蜂蜜，上笼蒸1小时，趁热调匀，晾凉后装入瓶内即可。

【功效】清热润肺。

百合芦笋汤

【原料】百合50克，芦笋200克，葱花5克，胡椒粉、盐各适量。

【制法】洗净百合，芦笋洗净切片；锅内放水，水烧沸后放芦笋、百合，待汤成后加盐、胡椒粉，撒入葱花。

【功效】清心润肺，除烦安身。

百合西芹炒乳鸽

【原料】百合20克，西芹50克，乳鸽1只，料酒10克，葱10克，姜5克，盐5克，酱油10克，味精3克，胡椒粉2克，香油10克，淀粉、食用油各适量。

【制法】①把乳鸽宰杀后，去毛、内脏及爪，切成小颗粒，用酱油、盐、淀粉腌渍30分钟。

②西芹切小颗粒，放炒锅内炒熟盛入盘内。

③炒锅置中火上，加入食用油，烧至六成热时，加入乳鸽肉，爆炒至变色，洒入料酒。

④下入西芹，再把姜、葱、盐、味精、酱油、香油加入炒锅即成。

【功效】清热解毒，降压降脂。适合糖尿病患食用。

第十四节 平肝息风类

天麻

——平肝潜阳，息风止痉

简介 天麻，又名冬麻、春麻、脚麻、赤箭、木浦、冬彭、贵天麻、山萝卜、定风草、白龙皮、水洋芋。为兰科多年生寄生草本植物天麻的干燥块茎。产于云南、贵州、四川等地。

性味 性平，味甘。归肝、肾、肠经。

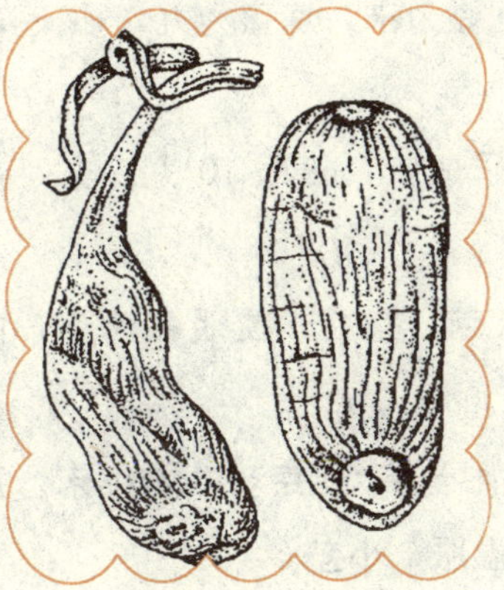

功效

息风止痉，平肝潜阳，通络止痛。适用于肝风内动、急慢惊风、抽搐、拘挛、破伤风、癫痫、眩晕头痛、风湿痹痛、肢体麻木、半身不遂等症。

用　法

内服：水煎服，每次3～10克；碾末，每次1克；或入丸、散。

偏　方

头发脱落：天麻、黄芪、当归、何首乌各10克，熟地黄15克。水煎服。

破伤风：南星、防风、白芷、天麻、羌活、附子各适量，碾末。每次服10克，以适量热黄酒调服，或敷于患处。

风痰眩晕：天麻15克，川芎60克。同碾为末，炼蜜为丸，如芡实大。每日饭后嚼1丸，用黄酒服下。

阳痿：取天麻末，蜜和为丸，如梧桐子般大，日服10丸。亦可捣取汁，黄酒送服。

风湿麻木，瘫痪：天麻、扭子七各30克，羌活、独活各5克，白酒400克，浸泡7日。早晚各1次，适量服用。

妇女风痹：天麻（切）、牛膝、杜仲、附子各60克。共碾细末，用生绢袋盛后放3000毫升白酒内浸7日。每次温服1小盏。

高血压：天麻5克，川芎9克，杜仲、野菊花各10克。水煎服。

目赤昏花：天麻60克，碾细末，每次6克，黄酒调服。

药膳

天麻鲢鱼头

【原料】天麻20克，鲢鱼头1个，葱、姜各适量。

【制法】天麻切片，鲢鱼头洗净去腮，放沙锅内，再加水、葱、姜、上笼蒸熟即可。

【功效】补脑益智。

菊花天麻脑

【原料】猪脑2副，猪脊肉末50克，天麻9克，菊花3克，味精、盐、香油各适量。

【制法】①猪脑先挑去红筋膜，用清水浸洗去其血污后，装入炖盅。

②天麻切片，用小火稍炒，待凉后放入炖盅内的一边，猪脊肉末放入炖盅内的另一边。

③用另一加入适量水的小锅，将菊花放入后烧沸。弃渣不用，将滤出的菊花汁趁热倒入炖盅，小火约炖1小时即成。

④除去天麻，然后放入适量味精、盐、香油即可。

【功效】平肝潜阳，息风止痉，通经活络。

天麻乌骨鸡

【原料】天麻12克，乌骨鸡500克，葱、姜、花椒、料酒、盐各适量。

【制法】乌骨鸡剁成块，入沸水氽透放入汽锅内，天麻一同放入，加葱、姜、花椒、料酒、盐，上笼蒸酥烂即可。

【功效】补气血，养肝明目。

僵蚕

——祛风止痛，化痰散结

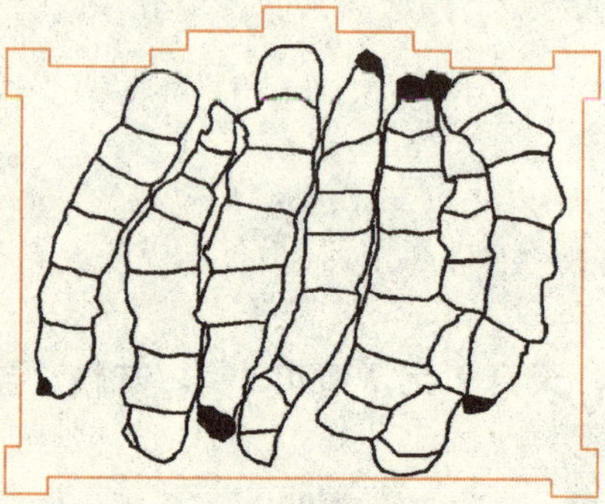

简介 僵蚕，又名白僵蚕、天虫。为蚕蛾科昆虫家蚕的幼虫感染白僵菌而致死的干燥全虫。主产于浙江、江苏、四川等养家蚕区域。

性味 性平，味咸、辛。归肝、肺经。

功效

息风止痉，祛风止痛，化痰散结。主治小儿惊痫夜啼，去三虫，灭黑斑，令人面色好。治男子阴囊痒、女子崩中赤白、产后余痛等症。

用法

每次 3 ~ 10 克，水煎服；碾末吞服，每次服 1 ~ 1.5 克。

偏方

风热咽痛： 僵蚕、荆芥、防风各 6 克，薄荷、生甘草各 4.5 克，桔梗

9克，切碎。水煎服。

牙痛： 僵蚕、姜、皂角各适量。姜切片与僵蚕共炒，至赤黄色为度，去姜不用，碾为细末。每用取皂角剥去黑皮，以手指蘸水于皂角荚上擦，取汁，调僵蚕末搽痛处。

哮喘： 僵蚕7条，焙黄为末，米汤或黄酒送下。

百日咳（痉咳期）： 僵蚕、地龙各10克，钩藤（后下）、甘草各12克，蝉衣6克，蜈蚣1克。水煎服，每日1剂，分3～4次服。

小儿惊风： 僵蚕、甘草各5克，绿茶1克，蜂蜜25克。僵蚕、甘草加水400毫升，煮沸10分钟，加入绿茶、蜂蜜。分3～4次徐徐饮下，可加沸水复泡再饮，每日1剂。

药膳

桂花僵蚕汁

【原料】桂花、土茯苓各30克，白僵蚕5克，红糖40克。

【制法】前三味药材同入锅中，加水700毫升，煎取汁500毫升，入白糖，搅匀食用。

【功效】清热止痒，疏风理气。

僵蚕酒

【原料】僵蚕、全蝎、白附子各30克，白酒250毫升。

【制法】前三味药材捣碎，置容器中，加入白酒，密封10天，即可食用。

【功效】祛风通络，化痰止痉。

钩藤

——清热平肝，息风定惊

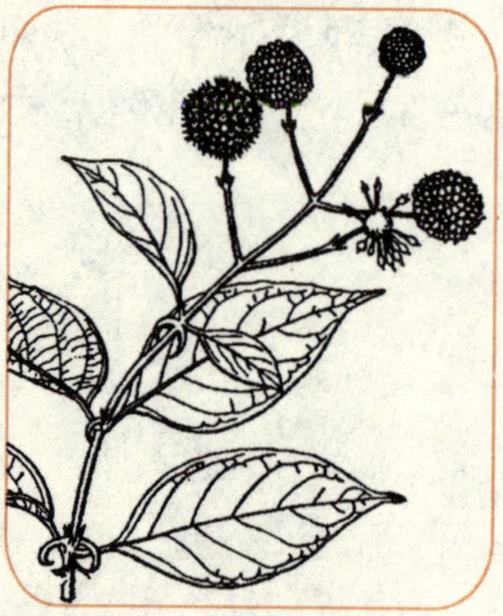

简介 钩藤，又名嫩钩藤、双钩藤。为茜草科植物钩藤及同属多种植物的干燥带钩茎枝。主产于广西、广东、湖北、湖南、浙江、江西等地。

性味 性微寒，味甘。归肝、心经。

功效

清热平肝，息风定惊。主治肝阳上亢、头晕头痛、肝长内盛、目赤肿痛、热动肝风、小儿急惊风等症。

用法

水煎服，每次 3～12 克。

偏方

小儿惊热： 钩藤 30 克，芒硝 15 克，甘草（炙）0.3 克，共碾为末。

温水服用，每次服 1.5 克，每日 3 次。

斑疹：钩藤钩子、紫草茸各等份，共碾为末。每次服 1～1.5 克，温酒送下。

跌打损伤：钩藤根 100 克，水煎服。或再以白酒为引，将药渣捣烂，敷贴患处。

外感风热症：钩藤、薄荷各 10 克，冲泡代茶饮。

小儿惊风夜啼：钩藤、蝉蜕各 3 克，薄荷 1 克。水煎服，每日 1 剂。

流行性感冒：钩藤、蜂蜜各 15 克，绿茶 1 克。钩藤加水 500 毫升，煮沸 3 分钟，去渣，加入蜂蜜与绿茶。日服 1 剂，分 3 次温服。

药膳

钩藤米粥

【原料】钩藤 25 克，粳米 50 克，盐适量。

【制法】钩藤入沸水中煮 25 分钟，去渣取汁，备用。粳米加水煮粥，熟后加入钩藤汁，调入适量盐即可。

【功效】清热，平肝，息风。

麻藤茶

【原料】天麻 5 克，钩藤 6 克，绿茶 10 克。

【制法】天麻、钩藤洗净，加水适量煮 2 次，去渣；以其汁液冲泡绿茶，盖严杯盖浸泡 5～10 分钟即可。

【功效】平肝息风。

天麻钩藤蜜饮

【原料】天麻 20 克，钩藤 30 克，全蝎 10 克，蜂蜜适量。

【制法】天麻、全蝎加水500毫升煎至300毫升后，入钩藤煮10分钟，去渣，加蜂蜜调匀即可。

【功效】通络止痛。

地龙

——清热定惊，平喘利尿

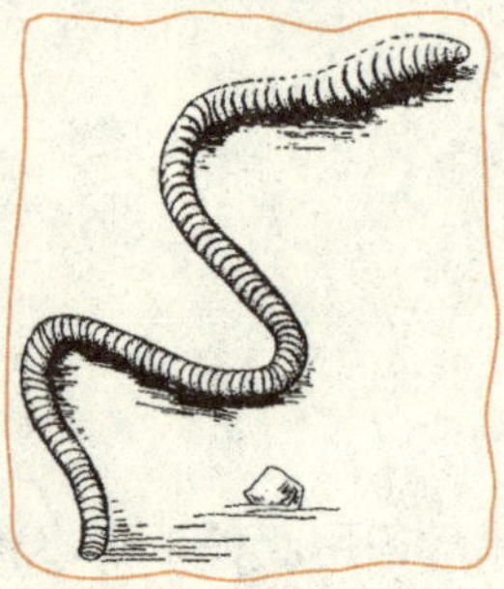

简介 地龙，又名蚯蚓、蛐蟮、广地龙。为巨蚓科动物参环毛蚓或同科动物缟蚯蚓的干燥虫体。产于广东、广西、海南、福建、台湾等地。

性味 性寒，味咸。归肝、肺经。

功效

清热息风，平喘，通络，利尿。适用于治高热烦躁、惊风抽搐、肝阳眩晕、风湿痹痛、肢体麻木、半身不遂、关节红肿疼痛、肺热咳喘、小便不利、淋漓涩痛等症。

用法

内服：水煎服，每次5～15克，碾粉吞服，每次1～2克。

外用：适量。

偏方

高热烦躁：地龙、连翘各9克，钩藤15克，银花12克，生石膏30克，全蝎5克。水煎服。

肢体疼痛：制川乌、制草乌、地龙肉、制南星各180克，制乳香、制没药各66克。同碾粉，为丸。每次服3克。

中风半身不遂：地龙30克，蜈蚣1条，白芷9克。共捣为末。每次服6克，日服3次，10日为1疗程，中停1天，再进行第二疗程。

小儿百日咳：地龙10条，蜂蜜50毫升。地龙洗净、入锅，水煎沸，去渣取汁，加蜂蜜调匀成蜜膏，服用时用白开水冲饮。

热性哮喘：干地龙粉，每次3克，每日2次，装胶囊内，用开水吞服。

药膳

地龙炒鸡蛋

【原料】地龙250克，鸡蛋2只，盐、味精、食用油适量。

【制法】地龙放水中养几天，待洁净后，剖开切段，鸡蛋打散搅匀，放入地龙段，加盐拌匀；食用油锅烧热，放入鸡蛋液，炒熟后放入味精即可食用。

【功效】平肝息风。

地龙茶

【原料】地龙3~5条。

【制法】地龙洗净捣碎，用沸水冲泡，加杯盖待温热时，灌服。

【功效】镇惊息风。

全蝎

——息风止痉，通络止痛

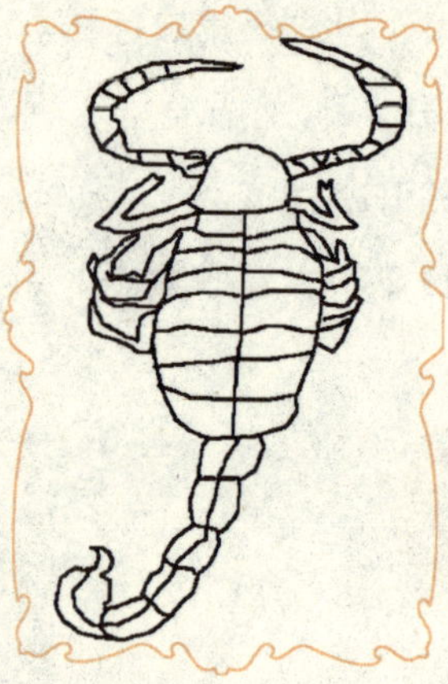

简介 全蝎，又名全虫。为钳蝎科动物东亚钳蝎的干燥体。产于河南、山东、河北、辽宁、安徽、湖北等地。

性味 性平，味辛。归肝经。

功效

息风止痉，攻毒散结，通络止痛。适用于急慢惊风、癫痫抽搐、破伤风、中风面瘫、半身不遂、疮疡肿毒、瘰疬结核、偏天头痛、风湿顽痹等症。

用法

每次 2.5 ~5 克，水煎服。

偏 方

小儿厌食：全蝎8克，鸡内金10克。共碾极细末，装瓶备用。每次服用量：2岁以下0.3克，3岁以上0.6克。口服每日2次，4日为一个疗程，连用2～3个疗程，每疗程间隔3日，服药期禁食生冷油腻食物。

风疼牙痛：全蝎3只，蜂房6克，炒、碾细，擦于痛处。

破伤风：麝香、全蝎各0.3克。共碾为末，敷在患处。

癫痫：全蝎、郁金、明帆各等量。共碾为粉混合调匀，每次1.5克，1日3次。

药 膳

蝎参祛风酒

【原料】全蝎、人参、紫桑葚、钩藤各20克，鸡血藤、木瓜、五加皮各15克，白酒500毫升。

【制法】前七味药材切碎，置容器中，加入白酒，密封。浸泡15～30日，过滤去渣，饮贮饮用。

【功效】祛风活络，益气舒筋。

全蝎蒸鸡蛋

【原料】全蝎1只，鸡蛋1个。

【制法】鸡蛋顶部开1小孔，将全蝎洗净塞入，小孔向上，放容器内蒸熟食用。

【功效】祛风益气。

石决明

——平肝潜阳，清肝明目

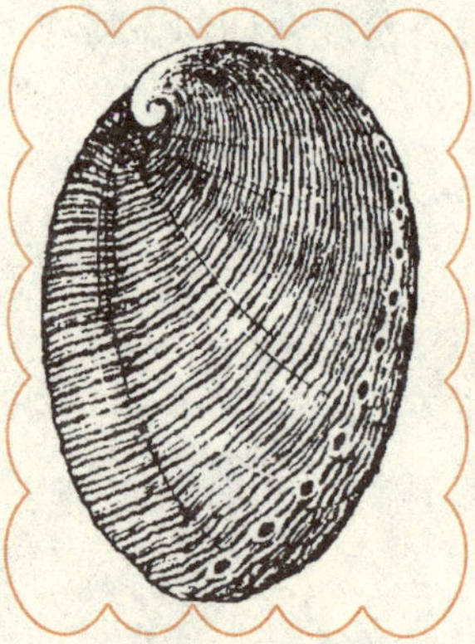

简介 石决明，又名鲍鱼皮。为鲍科动物白鲍、杂色鲍、皱纹盘鲍、羊鲍、澳洲鲍、耳鲍等鲍鱼的贝壳。产于我国沿海地区。

性味 性寒、味咸。归肝、心经。

功效

平肝潜阳，清肝明目。主治头痛、眩晕、目赤翳障、视物昏花、青盲雀目等症。

用法

每次 10 ~ 30 克，水煎服。

偏方

眩晕： 石决明 24 克，菊花、枸杞子各 12 克，桑叶 9 克。水煎服。每日1剂。

惊厥抽搐： 石决明15克，天麻、钩藤各9克，僵蚕10克。水煎服。每日1剂。

肺癌： 石决明20克（浸泡切片），莲心30克，猪瘦肉100克（切片）。加水慢火炖熟，加盐调味温服。

血枯经闭： 石决明、葱茎各适量，煮食。

痘后目翳： 石决明、谷精草各等份。一起焙热碾细，用猪肝蘸药末吃。

药膳

石决明米粥

【原料】煅石决明30克，粳米100克。

【制法】①将煅石决明捣碎，粳米用水淘净，浸泡。

②将石决明放入沙锅内，加水，大火先煮1小时。

③去渣取汁，加入粳米，再加适量水，煮为稀粥。

【功效】平肝潜阳，清热明目。

决明枸杞鲍鱼汤

【原料】鲍鱼50克，石决明、枸杞子各30克，菊花10克。

【制法】①将鲍鱼用清水浸发，洗净，切丝，并用水加盐煮过；石决明洗净，捣碎，用纱布包好；菊花、枸杞子洗净。

②先水煎石决明约半小时，去渣取汤，并把鲍鱼丝、菊花、枸杞子放入汤内，再小火煮1小时，调味即可食用。

【功效】平肝潜阳，明目养肝。

石决明煲花枝

【原料】石决明10克，鲜墨鱼（花枝）200克，西芹100克，酱油10克，盐5克，姜5克，葱10克，鸡汤200毫升，淀粉20克，鸡蛋1个，食用油500克。

【制法】①先将石决明研为细粉，备用。

②鲜墨鱼、西芹分别洗净切成块。姜切片，葱切段。

③墨鱼块放入碗内，打入鸡蛋，加入淀粉、石决明粉、酱油、盐拌成稠状，若太干可加少许清水。

④炒锅中倒入食用油，烧热时下入墨鱼块滑透，并立即捞起，待用。

⑤锅中加入适量油，爆葱、姜，倒入西芹翻炒，随即下入滑过的墨鱼块，加入鸡汤，煲10分钟即成。

【功效】本品滋阴补血、降低血压，是高血压肝阳上亢患者的食用佳品。

第三章 体质不同

中药滋补强身祛病

第一节 血虚体质 养血安神

当归

——补血保肝，调经止痛

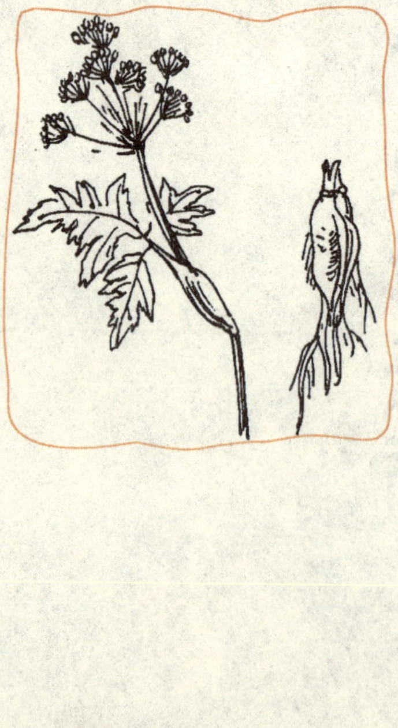

简介 当归，又名干归、云归、秦归。为伞形科植物当归的干燥根。产于甘肃、云南、四川、贵州、陕西、湖北等省。

性味 性温，味甘、辛。归肝、心、脾经。

功效

补血活血，调经止痛，润肠通便。适用于血虚萎黄、眩晕心悸、月经不调、经闭痛经、虚寒腹痛、肠燥便秘、风湿痹痛、跌打损伤、痈疽疮伤等症。

用　法

每次4.5~9克，水煎服。

偏　方

经闭不行： 当归、白芍各10克，川芎6克，熟地15克。水煎服。

面色㿠白： 当归10克，黄芪30克。水煎服。

产后肠燥便秘： 火麻仁、生地各12克，苦杏仁、桃红、当归各9克，枳壳6克。水煎服。或上述药材各30克，同捣为细末，蜂蜜调丸如梧桐子般大。每次服9克，温水送服。

下腹绞痛、下赤白： 当归、黄连、黄柏各10克，干姜5克。将上述药材碾末，用乌梅汁调服，每日3次。

带状疱疹： 当归（研末）每次服0.5~1克，4~6小时服1次；或当归浸膏片（0.5克/片）2~4片，口服，4小时1次。

遗尿： 当归60克，车前子30克，炙麻黄10克。上述药材加水500毫升煎至200毫升。每次用量：14岁以下者100毫升，14岁以上者200毫升，睡前1小时服。7日为1疗程。

大便不通： 当归、白芷各20克，同碾末。每次服10克，米汤调服即可。

药膳

当归炖母鸡

【原料】母鸡 1 只（约 1000 克），当归 20 克，姜、大葱、盐、料酒、味精各适量。

【制法】鸡宰杀后剖洗干净，用开水汆透，放入凉水中洗净，沥干水分；当归洗净，切块；姜、大葱洗净，姜拍碎、大葱切段；将当归、姜，大葱装入鸡腹，背朝下放入沙锅，注入适量清水，加盐、料酒，大火烧沸，再改用小火炖至鸡肉酥烂，调入味精即成。

【功效】补血，保肝。

当归猪肝

【原料】当归 10 克，猪肝 60 克。

【制法】当归与猪肝入锅同煮，猪肝熟后切片食用。

【功效】益肝明目。

当归炖猪心

【原料】猪心 1 个，人参 10 克，当归 15 克。

【制法】人参、当归洗净切片，猪心去肥脂，洗净，把人参、当归塞入猪心内，放入锅内，加沸水适量，小火炖 3 小时。

【功效】益气养血，补心安神。

阿胶

——补血止血，滋阴润燥

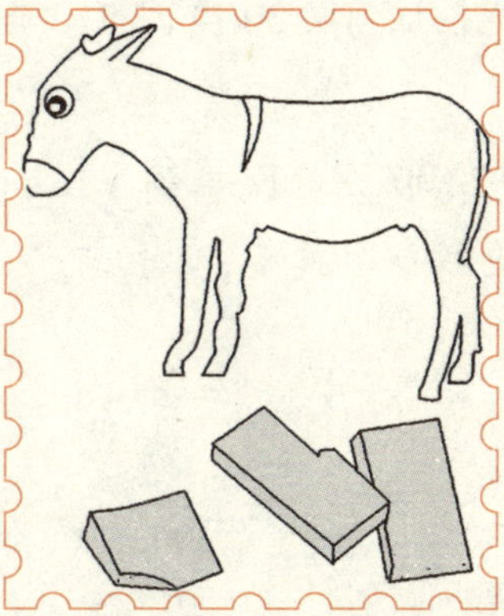

简介 阿胶，又名驴皮胶、傅致胶、盆覆胶、阿胶珠。为马科动物驴的皮经漂泡去毛后煎煮、浓缩熬制而成的固体胶块。产于山东、河北、河南、浙江、江苏等地。

性味 性平，味甘。归心、肝、肾经。

功效

补血止血，滋阴润燥。适用于治血虚萎黄、虚性失血、吐血、咯血、便血、崩漏、胎漏下血、阴虚心烦失眠、肺虚有热燥咳、阴血亏虚之痛厥抽搐等症。

用法

烊化兑服，每次3～9克。用开水或黄酒化服，入汤剂应烊化冲服。

偏方

贫血：阿胶（烊化）、当归各15克，熟地黄25克。水煎，分3次服，隔日1剂。

月经不调：阿胶12克（烊化），当归、白芍、艾叶各6克。水煎，分3次服，每日1剂。

血虚萎黄：阿胶500克，冰糖1000克，黄酒适量。阿胶加黄酒适量烊化，加冰糖和匀，每次2汤匙，温开水冲服。

久咳咯血：糯米100克，加水适量，煮粥，加阿胶30克，煮小沸至阿胶烊化，即可食用。

心悸失眠：阿胶12克，朱砂0.6克，小麦30克，皮尾参5克。阿胶烊化，再将皮尾参、小麦水煎，冲服朱砂、阿胶食用。

药膳

阿胶羊肾米粥

【原料】阿胶10克，羊肾1具，粳米100克，料酒6克，白糖15克。

【制法】①将阿胶上笼蒸化；羊肾洗净，切成腰花样；粳米淘洗干净。

②将粳米、阿胶、羊肾、料酒同放炖锅内，加水1200毫升，置大火上烧沸，再用小火炖煮35分钟，加入白糖即成。

【功效】滋肾，补血。

莲枸阿胶汤

【原料】莲子100克，枸杞子30克，当归15克，阿胶12克，白芍10克，红糖适量。

【制法】枸杞子、当归、白芍分别洗净，用纱布包好，与莲子同放锅中，煎煮50分钟，去药包，放入阿胶烊化，加红糖搅匀即可。

【功效】养阴，补血，安胎。

阿胶八宝粥

【原料】糯米250克，花生米、赤豆各50克，莲子、薏苡仁各30克，龙眼10克，冰糖50克，阿胶15克。

【制法】以上食材用小火煨粥90分钟，即可食用。

【功效】滋阴补血，健脑益智。

鸡血藤

——补血活血，舒经活络

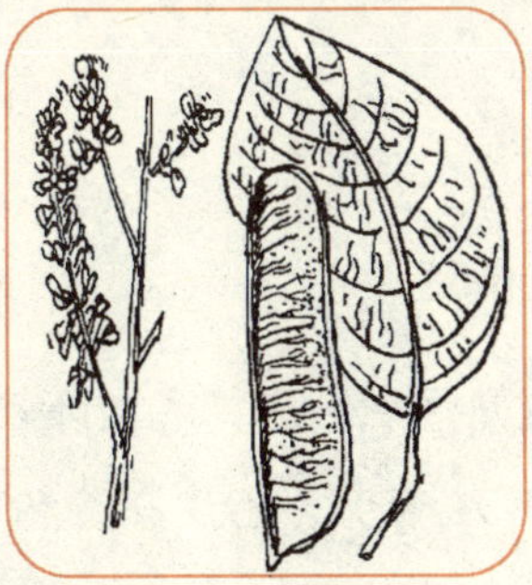

简介 鸡血藤，又名血风、血藤。为豆科植物密花豆的干燥藤茎。产于我国江南地区。

性味 性温，味苦。归肝经。

功效

行血补血，调经，舒筋活络。适用于月经不调、痛经、闭经、血虚萎黄、手足麻木、肢体瘫痪、风湿痹痛、跌打损伤等症。

用　法

水煎服，每次 10～15 克。大剂量可用 30 克，或浸酒服，或熬成膏服。

偏　方

再生障碍性贫血： 鸡血藤 100 克，大枣 10 枚。煎汁，打入鸡蛋 4 枚，分 2 次服，1 日服完。

便秘： 鸡血藤 60 克，水煎服。

中风后遗症： 黄芪、鸡血藤、蜂蜜各 30 克。黄芪晒干，蜜炙。鸡血藤晒干切片，与黄芪同煎 1 小时，去渣取汁，兑入蜂蜜搅匀，每日上、下午分服。

药膳

血藤大豆汤

【原料】鸡血藤 30 克，大豆 30 克。

【制法】将鸡血藤和大豆同煮，至大豆熟烂后，去掉鸡血藤药渣即可。

【功效】益气补血，适用于血虚所致月经量少、色淡、清稀，或小腹疼痛、头晕眼花、食欲不振、面色苍白、心悸耳鸣等。

血藤牛筋汤

【原料】牛蹄筋 30 克，补骨脂 15 克，鸡血藤 60 克。

【制法】牛蹄筋洗净，补骨脂、鸡血藤分别用清水洗净，与牛蹄筋一齐放入沙锅内，加清水适量，大火煮沸后，改用小火煲至牛蹄筋熟烂，去渣调味食用。

【功效】健脾补肾，益精活血。

乌鸡血藤汤

【原料】乌骨鸡300克，鸡血藤40克，黄精20克，当归10克，墨鱼肉150克，姜、料酒、葱花、盐适量。

【制法】乌骨鸡去内脏后连同诸药材一同入锅中，加水适量，用大火烧至欲沸，除去浮沫。放入墨鱼肉、姜、料酒、盐，改小火煨炖，至鸡熟烂加葱花即可。

【功效】养血祛风，润燥止痒。

白芍

——养血调经，平肝止痛

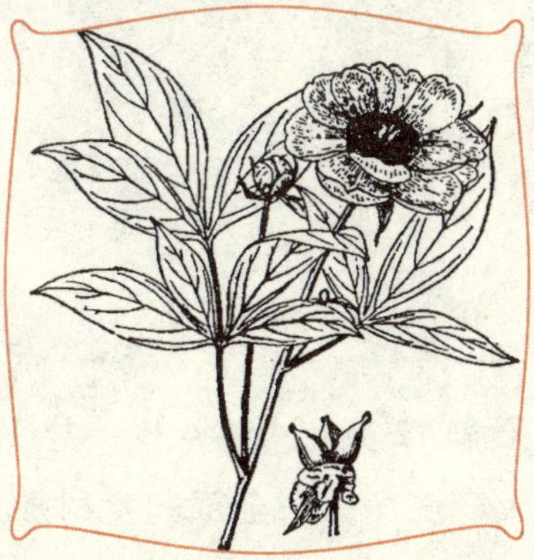

简介 白芍，又名金芍药、白芍药。为毛茛科多年生草本植物芍药的根。产于浙江、安徽、四川等地。

性味 性微寒，味苦、酸、甘。归肝、脾经。

功效

平肝止痛，养血调经，敛阴止汗。适用于月经不调、痛经、崩漏、阴虚盗汗、表虚自汗、肝气不和之胸胁脘腹疼痛、四肢拘急作痛，肝阳上亢的头痛眩晕等症。

用　法

每次6～15克，水煎服。

偏　方

妇女妊娠腹痛：当归90克，白芍500克，茯苓120克，泽泻250克，川芎90克。共捣为散，每次2克，用黄酒和服。

大小便不通：大黄、白芍各60克。碾末，调蜂蜜为丸，如梧桐子般大。每次服4丸，每日3次。

牙痛：白芍、甘草各15克，蒲公英30克，细辛3克。水煎服，每日1剂。

习惯性便秘：白芍24～40克，生甘草10～15克。水煎服，每日1剂。

药膳

白芍瘦肉汤

【原料】猪瘦肉250克，白芍12克，石斛12克，大枣4枚，盐适量。

【制法】猪瘦肉切块，白芍、石斛、大枣洗净；把全部药食材放入锅内，加清水适量，大火烧沸后，小火煮1小时，放盐调味即可。

【功效】益胃，养阴，止痛。

白芍粳米粥

【原料】白芍 30 克，粳米 100 克，麦芽糖适量。

【制法】白芍加水煎取汁液 3 次，再用其药汁加粳米熬煮成粥，临出锅前加入麦芽糖拌匀即可。

【功效】养血调经，平肝止痛。

虾肉白芍汤

【原料】虾肉、蒲公英各 25 克，白芍 15 克。

【制法】以上三种药食材共加适量水煎汤。

【功效】补益气血。

熟地

——益气养阴，补血益精

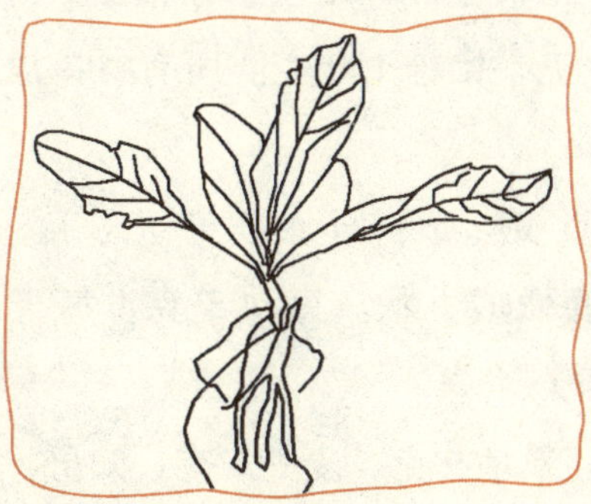

简介 熟地，又名熟地黄、干地黄、怀生地、地髓等。为玄参科植物地黄的干燥根。产于河南、河北、内蒙古及东北等地。

性味 性微温，味甘。归肾、肝经。

功效

养血滋润，补肾益精。主治内伤引起的虚弱，通血脉，利耳目，黑发须；也适用于男子五劳七伤、女子伤中气、功能性子宫出血、月经不调、产前产后百病等症。

用　法

水煎服，每次 9～15 克，大剂量可至 30 克；亦可入丸、散；或浸酒。

偏　方

心烦不眠： 熟地 30 克，酸枣仁 15 克，加水适量，煮取药汁，加粳米 100 克，煮粥服食。

妊娠胎痛： 熟地 62 克、当归 31 克，微炒后碾为细末。调蜂蜜做成绿豆般小丸。每次用温黄酒服 30 丸。

须发早白： 熟地 15 克，何首乌 15 克，小黑豆 30 克，黑芝麻 15 克。水煎服。

盗汗： 熟地、甲鱼壳、乌龟壳各 15 克，枸杞根 12 克。水煎服。

小便不畅： 熟地 20 克，白茅根 30 克，小蓟草 15 克。水煎服。

腰腿酸软： 乌骨鸡 1 只，熟地 200 克，饴糖 150 克。所有材料放鸡肚内，蒸食。

血弱阴虚、火旺、阳火盛： 熟地 3 克，五味子、枳壳（炒）、甘草（炙）各 9 克。一起碾为细末，调蜂蜜做成丸状。每次 3 克，每天服用 3 次。

头痛，牙疼，失血： 生石膏 10 克，熟地 9 克，麦冬 6 克，知母、牛膝各 5 克。加水适量，煎后温服或冷服。

药膳

熟地当归补血汤

【原料】熟地 24 克，当归 12 克，白芍 19 克，鸡血藤 15 克。

【制法】将上述四味药材一同用水煎，水沸 1 小时后，取汤温服。

【功效】补益精血。

熟地炖鲍鱼

【原料】熟地 10 克，党参 12 克，鲍鱼 50 克，菜胆 100 克，鸡汤 100 毫升，盐 5 克，味精 3 克。

【制法】①熟地洗净切薄片；党参切段；鲍鱼切薄片；菜胆洗净，切 5 厘米长的节。

②把熟地、党参、鲍鱼、菜胆、盐、味精放入炖锅内，加入鸡汤，用大火烧沸，小火炖煮 25 分钟即成。

【功效】滋阴补血。

熟地延年茶

【原料】何首乌 8 克，地骨皮、茯苓各 5 克，熟地、天冬、麦冬、人参各 3 克。

【制法】将上述各原料碾成粗末，放入热水瓶中，以沸水冲大半瓶，盖闷浸泡 20 ~ 30 分钟即可。

【功效】补肾益精，益寿延年。

龙眼肉

——补养气血，安神健脾

简介 龙眼肉，又名龙目、圆眼、益智、桂元肉、蜜脾、亚荔枝、龙眼肉。为无患子科常绿乔木植物龙眼的假种皮。产于广东、广西、福建、台湾等地。

性味 性温，味甘。归心、脾经。

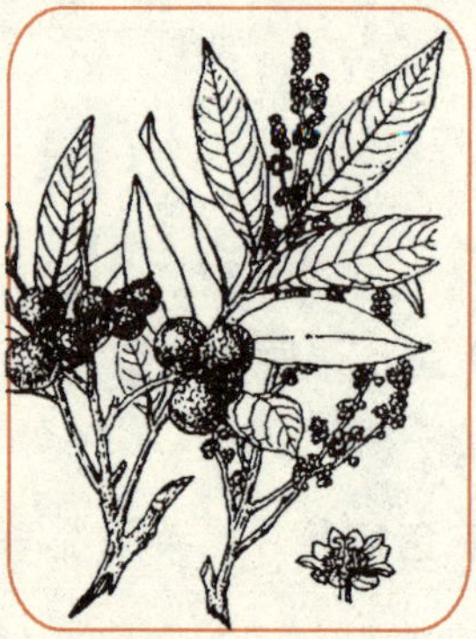

功效

补益心脾，养血安神。主治厌食、食欲不振，驱肠中寄生虫及血吸虫等。

用　法

水煎服，每次 6 ~ 15 克。

偏　方

心悸：龙眼肉、白糖各 500 克，拌匀，隔水炖成膏，早晚食 1 汤匙。

水肿：龙眼肉、大枣各15克，红糖30克，姜6克。水煎服。

脾虚泄泻：龙眼肉14个，姜3片。水煎服。

盗汗：龙眼肉、山药各20克，小甲鱼1只。加水适量，隔水蒸熟，食肉喝汤。

药膳

龙眼乌鸡煲

【原料】龙眼肉20克，核桃15克，乌鸡1只，料酒10克，盐5克，味精3克，姜5克，葱10克，胡椒粉3克，鸡油30克，棒子骨汤3000毫升。

【制法】①龙眼肉去杂质；核桃去壳，留仁；乌鸡宰杀后，去毛、内脏及爪，剁成5厘米见方的块；姜拍松，葱切段。

②所有药食材同放高压锅内，用大火烧沸，盖上减压阀，10分钟后停火，晾凉，倒入煲内。

③将煲上桌，置炉上烧沸即成。

【功效】补气血，益心脾，养血安神。

龙眼米粥

【原料】鲜百合30克，龙眼肉、莲子各15克，大枣5枚，糯米100克，白糖适量。

【制法】以上所有药食材入锅，加水适量，同煮成稀粥。

【功效】安神养心，补血益脾。

龙眼丹参汁

【原料】龙眼肉30克，丹参、远志各15克，红糖适量。

【制法】加水煎汁，再加适量红糖调匀即可食用。

【功效】补益心脾，活血化淤。

第二节 气虚体质 益气补元

人参

——补中益气，温肾安神

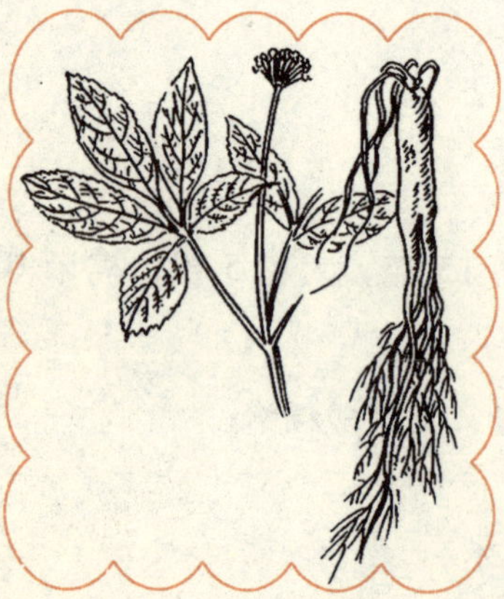

简介 人参，又名野山参、移山参、生晒参、皮尾参、糖参、红参、石柱参、吉林参、别直参、高丽参等。产于我国东北三省及朝鲜、日本等地。

性味 性微温，味甘、微苦。归脾、肾、肺经。

功效

大补元气，固脱生津，健脾养肺，宁心安神。主要用于气虚、气津两伤、消渴、失眠、健忘等症。对血虚、阳痿也有辅助治疗作用。

用　法

水煎服，每次1.5～9克，用小火煎。单服或冲服，亦可熬膏，或入丸、散。

偏　方

脾胃气虚、不思饮食： 人参5克，白术10克，茯苓5克，炙甘草2.5克，姜3片，大枣1枚。上述药材加水2杯，煎取1杯，饭前温服。

心腹不适： 人参、白术、干姜、甘草各15克。上述药材加水800毫升，煎取300毫升。每次100毫升，日服3次。

终日昏闷： 人参30克。加水1000毫升，煎至700毫升，去除参渣，待温凉后分多次服用。参渣可再次煎服。

神经衰弱： 人参50克（切碎），60°白酒500毫升。人参入白酒中密封浸15日以上，每日振摇1次。随饮随添加白酒适量，每日晚餐饮用10～30毫升。

药膳

参芪米粥

【原料】羊肉（瘦）100克，粳米100克，黄芪10克，人参10克，茯苓12克，大枣（干）15克，盐1克，胡椒粉1克。

【制法】①将黄芪、人参、茯苓煎汤去渣；羊肉（瘦）切碎。

②在上述药汤中放入切碎的羊肉，再加入粳米、大枣煮粥，最后加入盐、胡椒粉调味即成。

【功效】温肾散寒，补气壮阳。

核桃人参汤

【原料】核桃仁25克，人参6克，姜3片，冰糖适量。

【制法】将核桃仁、人参、姜同入沙锅中，加水适量，煎汁1碗。去姜，加入冰糖稍炖即成。

【功效】补气，温肾，安神。

清蒸人参火腿鸡

【原料】人参15克，母鸡1只，火腿10克，水发玉兰片10克，水发香菇15克，盐、料酒、味精、葱、姜、鸡汤各适量。

【制法】①母鸡宰杀后除去毛和内脏，放入沸水锅里烫一下，用凉水洗净；将火腿、玉兰片、香菇、葱、姜均切成片。

②人参用温水润透，上笼蒸30分钟，取出。

③母鸡放在盆内，加人参、火腿、玉兰片、香菇及盐、料酒等调味料，添入鸡汤（淹没过鸡），上笼在大火上蒸至烂熟。

④将蒸好的鸡放在大碗内，将人参（切碎）、火腿、玉兰片、香菇摆在鸡肉上（除去葱、姜不用），将蒸鸡的汤倒在锅里，置大火烧沸，撇去浮沫，调入味精、葱、姜，浇在鸡肉上即成。

【功效】大补元气，固脱生津，安神。

党参

——补中益气，健脾益肺

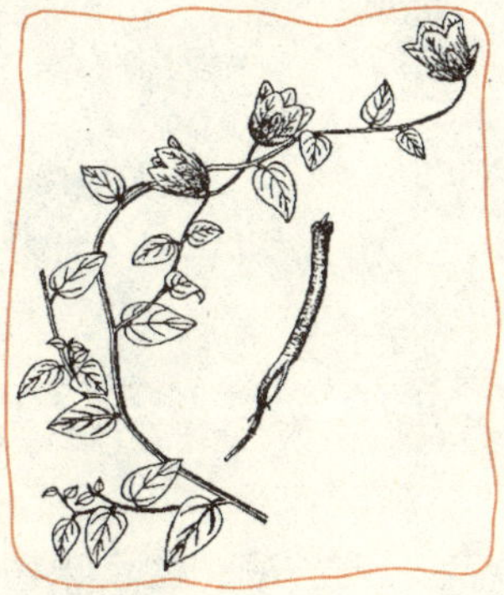

简介 党参，又名上党人参、黄参。为桔梗科植物党参、素花党参、川党参的干燥根。产于河南、河北、山西、陕西、青海等地。

性味 性平，味甘。归肺、脾、肾经。

功效

补中益气，健脾益肺，生津。可治脾胃虚弱、气血两亏、体倦无力、食少、口渴、久泻、脱肛等症。

用法

内服：每次6~10克，大剂量可用至30克；水煎，或入丸散。

偏方

脾肺气虚：党参500克（切片），沙参250克（切片），龙眼肉120

克。水煎浓汁收膏，每次食用1小酒杯，以沸水冲服，也可冲入煎剂里。

低血压：党参、黄精各30克，炙甘草10克。每日1剂，水煎服，每日2次。

功能性子宫出血：党参30克，水煎服，每日1剂，分早、晚各1次服，月经期连服5日。

肾炎：猪肾1个，党参、黄芪、芡实各20克。将猪肾剖开去其筋膜，洗净，与其余药材同煮，至猪肾熟。酌情加适量酱油，吃肉饮汤。

月经不调：锦鸡儿根15克，党参15克。水煎服。

药膳

参枣炖排骨

【原料】党参30克，大枣8枚，排骨500克，姜、葱、盐、味精、胡椒粉、料酒各适量。

【制法】将党参洗净，切片；大枣洗净，去核；排骨洗净，剁成段。将排骨、党参、大枣、姜、葱、料酒放入锅内，加入清水适量，置大火上烧沸，再用小火炖熟，汤熟时加入盐、味精、胡椒粉即可。

【功效】补气活血。

党参炒鲜贝

【原料】党参20克，鲜贝100克，西芹100克，料酒15克，姜5克，葱10克，盐5克，味精3克，食用油50克。

【制法】①把党参洗净，切2厘米长的段；西芹去叶，切1厘米长的段；姜切片，葱切花。

②把炒锅置大火上烧热，加入食用油烧至六成热时，下入姜、葱爆

香，随即加入鲜贝、西芹、料酒、党参、盐、味精，炒熟即成。

【功效】补气血，降血压。

党参炖猪心

【原料】猪心 1 个，党参 30 克，当归 15 克，盐适量。

【制法】①将猪心剖开洗净，与党参、当归一起放入炖盅内。②加入适量的水，隔水炖熟，加盐调味即成。

【功效】益气养血，活血化淤。

黄芪

——益气固表，敛疮生肌

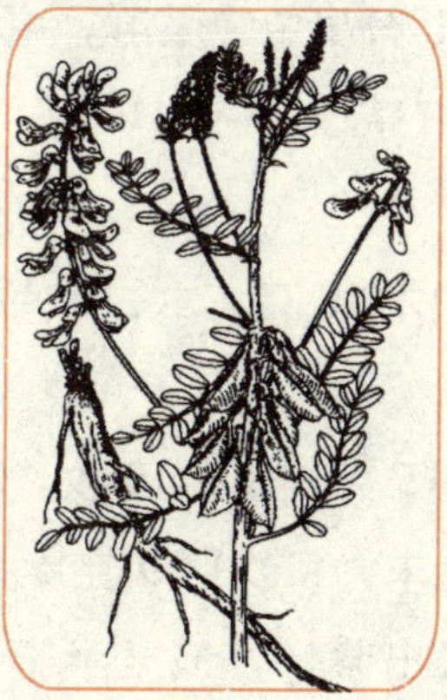

简介 黄芪，又名绵芪、东北黄芪、北芪、白芪。为豆科植物蒙古黄芪、膜荚黄芪的干燥根。产于全国大部分地区。

性味 性温，味甘。归脾、肺、胃经。

功效

补阳气升，益卫固表，敛疮生肌，利水消肿。适用于脾气虚引起的气短乏力、食欲不振、大便稀溏；还适用于脾肺气虚引起的气短咳嗽、痰多稀白、体虚多汗、表虚自汗等症。

用　法

水煎服，每次 10 ~ 15 克，大剂量可用至 30 ~ 60 克；也可炖服，每次 15 ~ 20 克。

偏　方

胃溃疡： 黄芪 50 克，沸水冲泡 30 分钟当茶饮。每日 1 剂，30 日为 1 个疗程，适用于幽门螺旋杆菌阳性胃溃疡。

慢性萎缩性胃炎： 黄芪 30 克，茯苓 10 克，白术 10 克，白芍 10 克，桂枝 5 克，甘草 3 克，大枣 10 枚。煎取药液，分早中晚服用。

急性肾小球肾炎： 黄芪 30 克，沸水冲泡代茶饮。每日 1 剂，20 天为 1 个疗程。

慢性结肠炎： 黄芪 30 克，党参 10 克，白术 10 克，木香 5 克，甘草 3 克。水煎分早中晚服用。

慢性肝炎： 黄芪 30 克，茵陈 10 克，柴胡 5 克，大枣 10 枚。水煎服。

老人便秘： 黄芪、陈皮各 16 克，同碾为末，每次服 9 克。另取大麻子 1 合（1 合等于 0.18 斤），捣烂，加水揉出浆汁，煎至半干，调入 1 匙蜂蜜，再煮沸，把黄芪、陈皮末加入调匀，空腹服下。症状严重者再服即愈。

药膳

芪枣米粥

【原料】黄芪15克，党参10克，大枣30克，粳米100克。

【制法】黄芪、党参煎水取汁，将汁液与大枣、粳米一同煮粥食用。

【功效】用于脾虚气弱，体倦乏力，自汗，饮食减少，或易于感冒者等症。

芪枣蒸乌鸡

【原料】黄芪10克，乌鸡1只，大枣7枚，莲子10克，料酒10克，葱10克，姜5克，盐5克，上汤500毫升。

【制法】①黄芪润透切片；乌鸡宰杀后去毛、内脏和爪；姜拍松，葱切段；大枣去核，莲子去心。

②把乌鸡放在蒸盆内，身上抹上盐，把莲子、黄芪、大枣、姜、葱放入鸡腹内，在鸡身外面抹上料酒，加入上汤500毫升。

③把乌鸡上蒸笼用大火蒸1小时即成。

【功效】升提中气，生津止渴。

黄芪炖鲤鱼

【原料】黄芪30克，鲤鱼500克。

【制法】鲤鱼洗净，与黄芪同置沙锅内，加清水共炖煮，调味，鱼熟后即可食用。

【功效】补益脾胃。

灵芝

——补肝益气，安神平喘

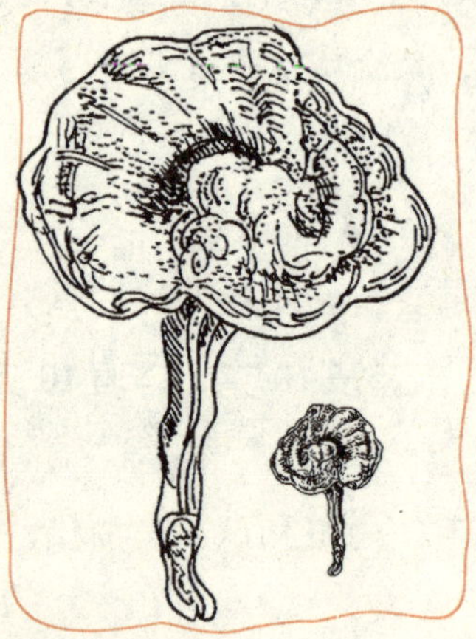

简介 灵芝，又名赤芝、紫芝、菌灵芝、赤灵芝、石灵芝、灵芝草。为多孔菌科真菌紫芝或赤芝的子实体。产于浙江、江西、湖南、广西、福建、广东等地。

性味 性平，味甘。归心、脾、肺经。

功效

补肝气，益心气，养肺气，固肾气，益精气。适用于心神不安、失眠多梦、气血不足、脾胃虚弱、咳嗽、哮喘等症。

用法

水煎服，每次 3～15 克；或碾末冲服，每次 1.5～3 克。

偏方

头发早白：灵芝、黑桑葚（晒干）各 500 克。碾细为末，炼蜜为丸，如弹子大，每次1丸，用温黄酒吞下，每日2次。

失眠：灵芝30克，白酒500毫升，浸泡密封半月，每日搅动数次。每次服10毫升，每日1~2次。肝功能差者每次服5毫升以下，急性肝炎禁用。

冠心病：灵芝30克，丹参5克，田七5克，白酒500毫升。灵芝、丹参、田七洗净，同入坛加白酒，盖上坛盖。每天搅拌1次，浸泡15天即成。每次服适量。

鼻衄：灵芝9克，鸭蛋1个。同煮，喝汤吃蛋及药。

肠风痔瘘：每次取灵芝18~30克，猪瘦肉90克，加盐适量，隔水蒸熟。上午蒸1次，喝汤；下午蒸1次，全吃尽。

药膳

灵芝米粥

【原料】灵芝、糯米各50克，小麦60克，白糖30克。

【制法】将糯米、小麦、灵芝洗净；再将灵芝切成块用纱布包好，一起放入沙锅内，加水400毫升，用小火煮至糯米、小麦熟透，加入白糖即可。每日1次，一般服5~7次有效。

【功效】养心，益肾，补虚。

灵薏羹

【原料】灵芝30克，薏苡仁250克。

【制法】将灵芝、薏苡仁两味药食材洗净，一起加水煮沸后，再改小火慢熬成羹即可。可经常服食。

【功效】扶正抗癌。

灵芝鹿肉汤

【原料】山楂 20 克，灵芝 20 克，鹿肉 250 克，料酒 10 克，姜 5 克，葱 10 克，盐 2 克，味精 2 克，胡椒粉 2 克。

【制法】①将灵芝、山楂洗净，润透，切薄片；鹿肉洗净，切 2 厘米宽 4 厘米长的块；姜切片，葱切段。

②将灵芝、山楂、鹿肉、料酒、姜、葱同放炖锅内，加水 1000 毫升，置大火上烧沸，再用小火炖煮 35 分钟，加入盐、味精、胡椒粉，搅匀即成。

【功效】补五脏，润肌肤，安心神，降血压。

白术

——补气健脾，燥湿利水

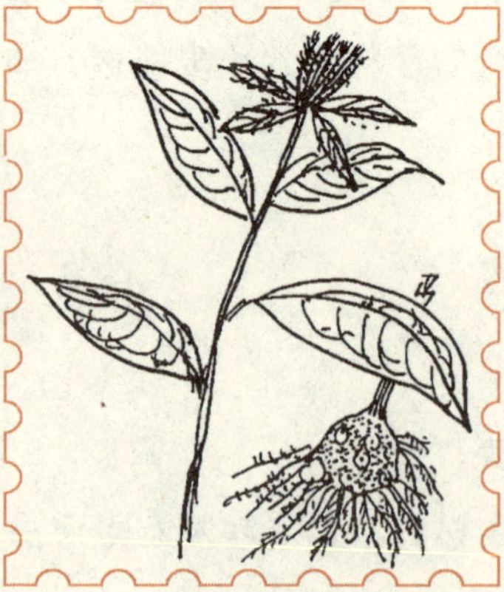

简介 白术，又名于术、冬术、浙术。为菊科植物白术的根状茎。产于浙江、湖北、湖南、江西等地。

性味 性温，味苦。归脾、胃经。

功效

补脾益胃，燥湿和中。适用于脾胃虚弱之食少便溏、倦怠乏力、脾虚水肿、痰饮、表虚自汗、脾虚气弱之胎动不安等症。

用　法

每次3～15克，水煎服。

偏　方

久泻： 白术300克，水煎浓缩成膏，放1夜，倾出上面清水。每次服1～2匙，蜂蜜汤调服。

呕吐酸水： 白术、茯苓、厚朴各2.4克，橘皮、人参各1.8克，荜茇1.2克，槟榔仁、大黄各3克，吴茱萸1.2克。水煎，分2次服。

手术后便秘： 白术60克，生地30克，升麻3克。水煎服。适用于妇科、外科手术后便秘者。

白细胞减少症： 白术30克，水煎服。

药膳

白术猪肚米粥

【原料】猪肚300克，粳米60克，白术60克，盐3克，葱10克。

【制法】①将猪肚洗净，然后将白术放入猪肚内。

②在沙锅中加入适量清水，煮至猪肚熟烂，汤浓。

③将粳米淘洗干净后，置于猪肚汤中一并熬煮成粥。

④葱切成葱花，待粥将熟时再加入适量盐、葱花调味即可。

【功效】健脾养胃。

白术陈皮鲫鱼汤

【原料】白术30克，鲫鱼500克，陈皮10克，盐、香油各适量。

【制法】①将鲫鱼去鳞洗净，切块。白术、陈皮洗净，与鲫鱼一块同放入锅内。

②加适量清水，用大火煮沸后转小火煲2小时，再加盐调味，淋上香油即成。

【功效】益气补虚，健脾和胃。

山药

——补脾益胃，生津益肺

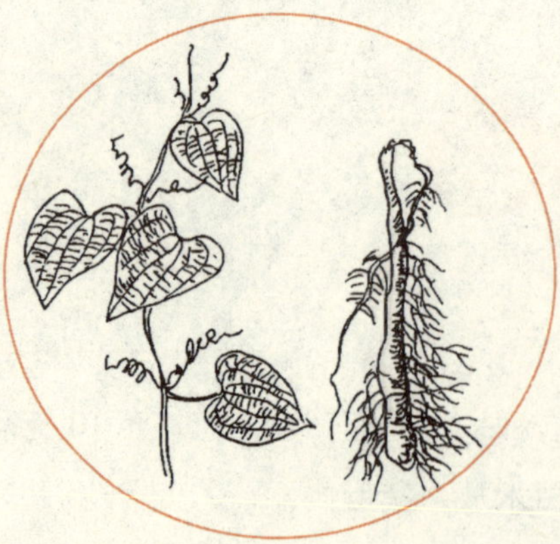

【简介】山药，又名淮山药、淮山、白山药、野山药。为薯蓣科植物薯蓣的干燥根茎。产于全国各地。

【性味】性平，味甘。归肺、肾、脾经。

功效

补脾养胃，生津益肺，补肾涩精。适用于脾虚有湿之体倦乏力、食少便溏、暑湿吐泻、饮酒中毒、食物中毒等症。

用　法

内服： 水煎汤，每次15～30克，大剂量可用至250克；也可以入丸、散服用。

外用： 捣敷。

偏　方

痰气喘急： 山药捣烂半碗，入甘蔗汁半碗，和匀，顿热饮之。

冻疮： 山药适量，于新瓦上碾磨为泥，涂疮口上。

腹泻： 山药20克，莲子10克，芡实10克，薏苡仁10克，粳米100克。将所有药食材洗净，加水适量，煮成粥食用。

慢性前列腺炎： 鲜山药50克，生地20克，南瓜子10克，金樱子5克，粳米100克。山药洗净去皮切为小块，南瓜子去皮捣碎，将所有药食材一起放入锅中，加水同煮成粥食用。

药膳

山药龙眼米粥

【原料】粳米50克，山药100克，龙眼肉10克，五味子5克，荔枝10克，白糖20克。

【制法】①粳米淘洗干净，浸泡好备用。

②山药刮洗干净，切成小薄片。

③龙眼肉、荔枝肉、五味子均洗净备用。

④锅中加入约1000毫升冷水，将粳米、山药片、龙眼肉、荔枝肉、五味子一起放入，用小火煎煮。

⑤待米烂粥稠时，用白糖调好味，稍焖片刻即可食之。

【功效】补气养血，益智，健脾，开胃。

山药蒸排骨

【原料】山药20克，排骨500克，料酒15克，盐5克，姜5克，葱15克，味精3克，酱油15克，白糖10克。

【制法】①将山药放入温水中浸泡1夜，捞起，切成3厘米长2厘米宽的薄片；姜切片，葱切段。

②排骨洗干净，剁成3厘米长的段，放入盆内，加入姜、葱、盐、味精、酱油，抓匀，腌渍1小时。

③将山药放在蒸碗底部，然后将排骨放入碗中，除去葱、姜不用。

④将蒸笼用大火烧上大汽，将蒸碗放入笼中，盖上锅盖，蒸50分钟，停火；用盘子扣住蒸碗，翻转过来即成。

【功效】健脾补肺，固肾益精。

山药羊肉汤

【原料】山药块150克，羊肉1斤，核桃仁5粒，姜拍碎10克，米酒50毫升，葱段5克，盐，胡椒粉适量。

【制法】羊肉切块，放入沸水中氽一下；锅中加水六成满，加入氽好的羊肉，再加入核桃仁、米酒、葱、姜，以小火炖30分钟；放入山药，起锅前加盐、胡椒粉调味。

【功效】益气补血。

第三节 阴虚体质 滋阴益阳

枸杞子

——补益肝肾，益精明目

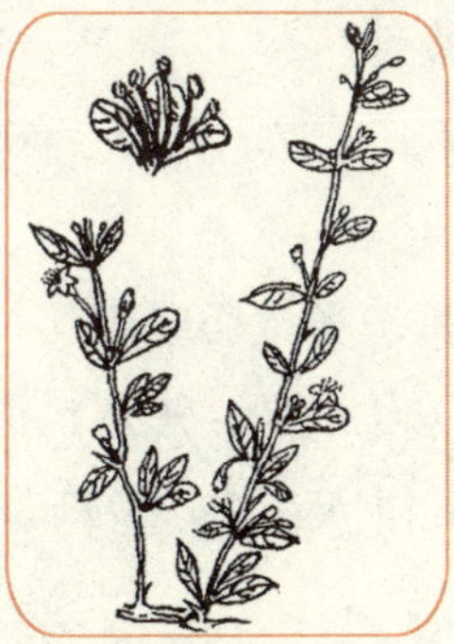

简介 枸杞，又名杞子、枸杞果、天精、地仙、血杞子、却老子、明眼草子、枸杞豆。为茄科植物枸杞的成熟果实。产于宁夏、甘肃、河北等地。

性味 性平，味甘。归肝、肾经。

功效

滋补肝肾，益精明目。适用于肝肾虚的头晕目眩、视力减退、腰膝酸软、遗精不育、消渴、阴虚咳嗽等症。

用　法

水煎服，每次5～15克。

偏　方

头目眩晕：枸杞子30个，甘菊花12朵。沸水冲泡，代茶饮。

贫血：枸杞子20克，鸡蛋2个。加水煮，蛋熟去壳再煮，饮汤食蛋。

肝肾不足：枸杞子100克，龙眼肉60克。加白酒500克，密封放置30日后饮服，每次10毫升。

胃炎：枸杞子500克，焙干碾粉。每日2次，空腹用干粉20克。

药膳

枸杞炒肉

【原料】枸杞子100克，猪瘦肉500克，春笋100克，熟猪油60克，盐、白糖、味精、料酒、香油、酱油各适量。

【制法】将猪瘦肉洗净，去筋膜，切成丝；春笋洗净，切成细丝，枸杞子洗净待用。将沙锅加熟猪油烧热，同时下肉丝、笋丝炒散，烹入料酒，加白糖、酱油、盐、味精搅匀，投入枸杞子翻炒几下，淋入香油，炒熟即成。

【功效】补血养肝。

枸杞黄精膏

【原料】枸杞子、黄精各等份，蜂蜜适量。

【制法】锅中加水，将枸杞子和黄精以小火多次煎熬，去渣浓缩后，加蜂蜜适量混匀，煎沸，待冷备用。每次1～2匙，沸水冲服。

【功效】补肝肾，益精血。

枸杞蒸羊肉

【原料】枸杞子25克，羊肉500克，料酒10克，酱油10克，盐5克，味精3克，五香粉5克，白糖10克，姜5克，葱10克，香菜30克。

【制法】①将枸杞子洗净，去果柄、黑子和杂质；羊肉洗净，去筋膜，切3厘米长的薄片；香菜洗净，切3厘米长的段；姜切片；葱切段。

②将羊肉片放入碗内，加入盐、味精、料酒、酱油、白糖、五香粉、姜、葱，抓匀，腌渍1小时。

③将羊肉片捞起，放入蒸碗内，加入枸杞子。置大火大汽蒸笼内，蒸45分钟，停火；取出蒸碗，撒上香菜即成。

【功效】滋肾，润肺，补肝。

黄精

——补脾润肺，养阴生津

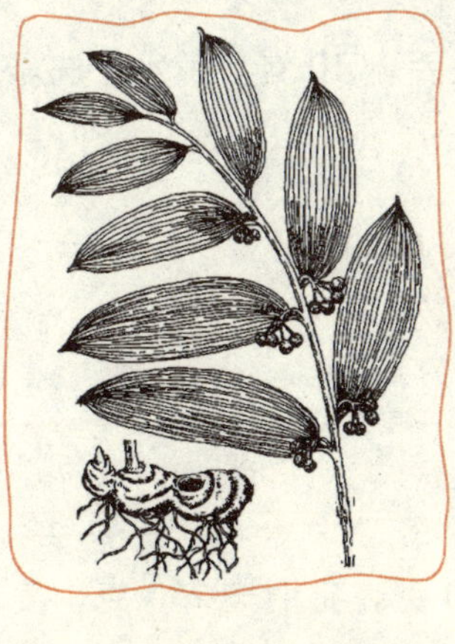

简介 黄精，又名黄姜、老虎姜、鸡头参、节节高。为百合科植物黄精、多花黄精的干燥根茎。产于全国各地。

性味 性平，味甘。归肺、脾、肾经。

功效

滋肾润肺，补脾益气。适用于肺虚燥咳、劳嗽久咳、肾虚精亏之腰酸、头晕、乏力、气虚倦怠乏力、阴虚口干便燥、气阴两虚之消渴等症。

用　法

水煎服，每次 10～30 克。

偏　方

慢性肝炎：丹参 30 克，黄精 25 克，糯稻根须 25 克。水煎服。

贫血：黄精 30 克，党参 30 克，炙甘草 10 克。水煎炖服，每日 1 剂。

肺结核：黄精、夏枯草各 15 克，北沙参、百合各 9 克，百部 12 克。水煎服。

肺燥咳嗽：黄精 15 克，北沙参 12 克，杏仁、桑叶、麦冬各 9 克，生甘草 6 克。水煎服。

消渴：黄精、山药、天花粉、生地黄各 15 克。水煎服。

足癣、体癣：黄精 30 克，丁香 10 克，百部 10 克。煎水外洗。

药膳

黄精党参猪肘汤

【原料】黄精 9 克，党参 6 克，大枣 10 克，猪肘肉 750 克，姜 15 克，棒子骨汤2500毫升，盐、味精、鸡精各适量。

【制法】①将猪肘肉除净毛，刮洗干净；黄精切成薄片，先用温水浸泡4小时；党参切成4厘米长的节；大枣洗净；姜洗净，拍破。

②将以上药材和食材同放高压锅内，加入棒子骨汤，置大火上烧沸，30分钟后停火，晾凉，倒入煲内，加入调料，然后置大火上烧沸即可上桌。

【功效】补脾润肺。

蜜黄精

【原料】黄精200克，蜂蜜50毫升。

【制法】黄精洗净，放入炒锅，加适量水泡发，用小火煨煮至熟烂，待水熬干时加入蜂蜜，炒匀煮沸，晾凉后装瓶备用。

【功效】补益精气，强健筋骨。

黄精炖猪肉

【原料】黄精30克，猪瘦肉500克，盐、料酒、葱、姜、胡椒粉各适量。

【制法】把猪瘦肉洗净，放入沸水锅中汆去血水，捞出切成块；把黄精洗净切成片；葱、姜拍破；把猪肉块、黄精片、葱、姜、料酒一同放入锅中，加入适量清水用大火烧沸，改小火炖至肉熟烂，加入盐、胡椒粉、搅匀即可。

【功效】强身健体。

天冬

——滋阴润肺，滋肾养阴

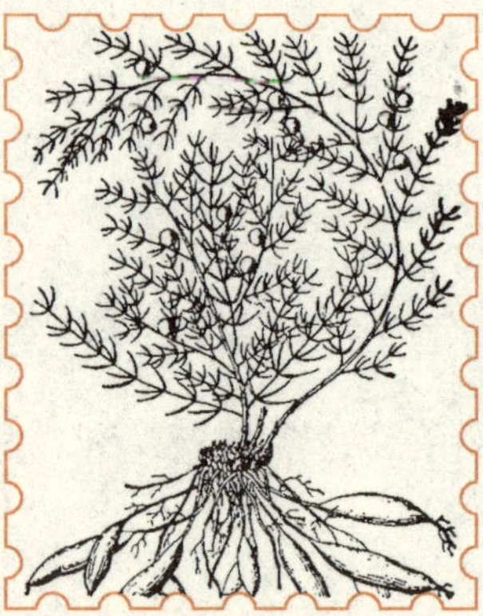

简介 天冬，又名天门冬、大当门根。为百合科植物天门冬的块根。产于我国中部、西北、长江流域及南方各地。

性味 性寒，味甘、苦。归肺、肾经。

功效

润肺止咳，滋肾养阴。适用于肺热燥咳、劳嗽咯血、热病伤阴之口干舌燥、阴虚消渴、肠燥便秘等症。

用　法

水煎服，每次 6 ~ 12 克。

偏　方

肺痿咳嗽： 天冬捣汁 2000 毫升，黄酒 2000 毫升，饴糖 200 毫升，紫苑 80 克，浓煎成丸，如杏仁大。每次服 1 丸，每日 3 次。

血虚肺燥之皮肤燥裂： 天冬去皮、心，洗净，捣细绞汁，过滤，用沙锅慢火熬成膏。每次 20 毫升，空腹温黄酒冲服，每日 1 次。

肺痨风热： 天冬（去皮、心）煮食，或晒干碾末，炼蜜为丸服下。

痈疽： 天冬 90 ~ 150 克，洗净，捣细，以黄酒滤取汁，一次服下。

扁平疣： 将扁平疣表面消毒后刺破，将新鲜天冬断面置于扁平疣刺破处，来回摩擦。每日 2 次，隔 3 ~ 5 日再进行一次。

药膳

天冬银耳拌冬瓜

【原料】天冬 50 克，银耳 100 克，冬瓜 400 克，胡萝卜 200 克，淀粉、盐、糖、高汤、姜汁、味精各适量。

【制法】将天冬煎 2 遍，过滤，取滤液；用滤液泡发银耳，并将银耳撕成小朵。冬瓜去皮，瓤，切条，用高汤煮烂，捞出，与银耳放一起，加盐、糖、味精、高汤煮 15 分钟，加淀粉勾芡装盘。胡萝卜加盐、糖、姜汁、味精煮一下，压烂，制成蟹黄汁，淋在冬瓜、银耳上即可。

【功效】防老抗衰。

天冬米粥

【原料】天冬 15 克，粳米 60 克，冰糖适量。

【制法】煎天冬取浓汁，入粳米煮粥，沸后入冰糖。

【功效】滋阴润肺，生津止咳。

天冬鲫鱼汤

【原料】天冬 40 克，人参 10 克，熟地 15 克，鲫鱼 1 条，盐、食用油各适量。

【制法】鲫鱼洗净剖好，放食用油锅煎至皮色微黄。与药材同入沙锅内，大火煲。沸后10分钟再改小火煲2小时，加盐调味即可。

【功效】养阴润燥，延寿防老。

女贞子

——滋阴补肾，养肝明目

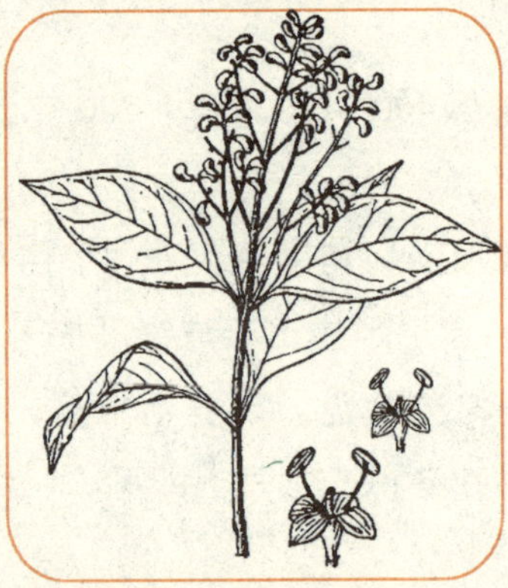

简介 女贞子，又名冬青子、女贞实、白蜡树子。为木犀科植物女贞的干燥成熟果实。

性味 性凉，味甘，微苦。归肝、肾经。

功效

祛风，明目，消肿，止痛，收敛，解毒。适用于肝肾阴虚之头晕目眩、腰膝酸软、须发早白、阴虚发热，肝肾虚亏之视力减退、目暗不明等症。

用　法

水煎服，每次 10～15 克。

偏　方

脱发： 女贞子 15 克，熟地 30 克，制首乌 20 克。水煎服。

白发，斑秃，全秃： 女贞子 500 克，巨胜子 250 克。熬膏。每次服 20 毫升，温水送下，每日 2～3 次。

咳嗽： 沙参 9 克，玉竹 6 克，生甘草 3 克，麦冬 9 克，冬桑叶、生扁豆、花粉各 4.5 克。水 5 杯煮至 2 杯，每日 2 次。对于长期咳嗽者，加 9 克地骨皮配服，效果更佳。

眼疾： 用女贞叶捣烂，加朴硝调匀贴眼部。

口舌生疮，舌肿胀出： 取女贞叶捣汁，含在嘴里，1 分钟后吐掉。

化疗、放疗后白细胞减少： 女贞子 15 克，枸杞子 30 克，桑葚 15 克，黄芪 20 克。水煎服。

药膳

女贞子瘦肉汤

【原料】猪瘦肉 60 克，女贞子 40 克，黑芝麻 30 克。

【制法】猪瘦肉洗净，切块；女贞子、黑芝麻洗净。将全部药食材放入锅中，加适量清水，大火煮沸，改用小火煲 1 小时，调味即可。单独或佐餐服用。

【功效】补肾黑发，益精养颜。

女贞子莲草糕

【原料】女贞子 20 克，桑葚、旱莲草各 30 克，面粉 200 克，白糖 300 克，鸡蛋 10 个，酵母、碱水各适量。

【制法】将女贞子、桑葚、旱莲草放入锅中加水煎约 20 分钟取汁，面粉、酵母、鸡蛋液、白糖与药汁拌匀揉成面团，待发酵后加入碱水揉好，做成蛋糕，上蒸笼蒸约 15 分钟至熟即可当做点心吃。

【功效】滋补肝肾。

女贞子枸杞汤

【原料】甲鱼 1 只，枸杞子 30 克，山药 45 克，女贞子 15 克，盐、料酒各适量。

【制法】甲鱼宰杀，洗净切块；女贞子用纱布包好；山药切片。以上三味药食材同枸杞子共入锅中炖烂，拣去药包即可食用。

【功效】补肝肾，丰肌。

女贞子枣茶

【原料】茶叶 60 克，女贞子 10 克，干枣 10 克。

【制法】①先把上述药材烘干，然后将其粉碎制成颗粒。

②取适量的颗粒放入杯中，以清水冲泡饮用即成。

【功效】此方益寿健体、明目，适宜于眼目昏糊、阴虚便秘等患者食用。

第四节 阳虚体质 补阳固精

覆盆子

——补阴壮阳，益肾固精

简介 覆盆子，又名覆盆、小托盘。为蔷薇科植物华东覆盆子未充分成熟果实。主产于浙江、福建、湖北、贵州等地。

性味 性温，味甘、酸。归肾、肝经。

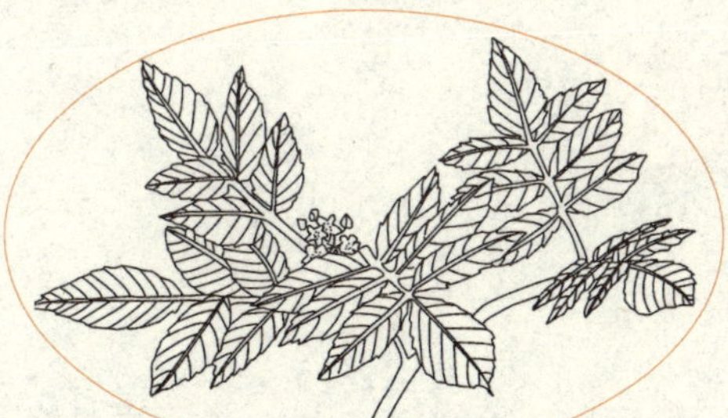

功效

益肾，固精，缩尿。适用于肾虚不固之遗精、遗尿尿频、肾虚阳痿、肝肾不足所致目暗不明等症。

用法

水煎服，每次 0.75～1 克；浸酒、熬膏或入丸、散。

偏方

心悸：覆盆子 20 个，小米适量，蜂蜜 1 勺。同煮粥，粥熟后将蜂蜜调入粥内食用。

阳痿：覆盆子适量，水煎服。

小儿遗尿：覆盆子、金樱子、菟丝子、五味子、仙茅、桑螵蛸、芡实各 15 克，补骨脂、杜仲、肉桂各 9 克。诸药加清水 1000 毫升，煎沸 5～10 分钟，将药液倒入盆内，待温泡脚 20 分钟。每日 1 次。

精液异常：熟地 30 克，覆盆子 15 克，枸杞子 15 克，菟丝子 15 克，山药 30 克，枣皮 10 克，泽泻 12 克。将上述各味药材同水煮服用。每日 2 次，早晚分服。

药膳

覆盆子猪肚汤

【原料】覆盆子 12 克，白果 8 颗，猪小肚 1 个，姜 3 片，盐、香油各适量。

【制法】覆盆子洗净；白果炒熟、去壳；猪肚处理干净，用盐涂擦，清水冲净，切小块状。将覆盆子、白果、猪肚块与姜一起放进瓦煲，加入清水 2500 毫升，大火煲沸，改小火煲约 2 个半小时，加入适量盐调味，淋入香油即可。

【功效】补肝肾、缩小便。

覆盆子炖子鸡

【原料】熟地20克，覆盆子15克，枸杞子20克，菟丝子20克，山药20克，山茱萸15克，泽泻15克，子公鸡1只（750克），姜、葱、料酒、盐、味精、胡椒粉、上汤各适量。

【制法】①将前七味药材浸泡后，洗净，装入纱布袋内，扎紧袋口；鸡宰杀后，去毛、内脏及爪；姜拍松，葱切段。

②将药包、鸡、姜、葱、料酒、上汤同放炖锅内，置大火上烧沸，再用小火炖45分钟，加入盐、味精、胡椒粉即成。

【功效】补肾，生精。

蛤蚧

——补肺益肾，降气平喘

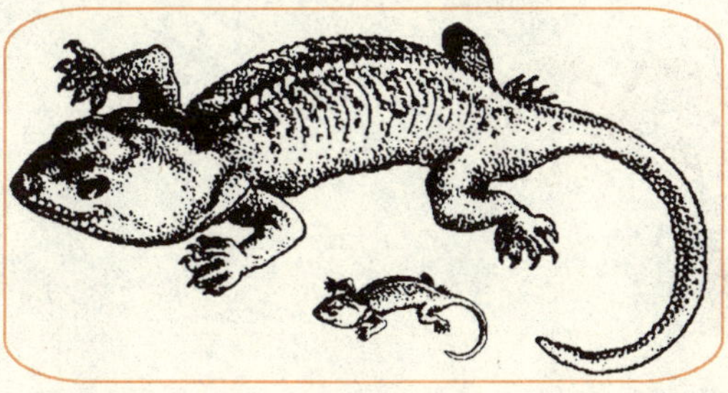

简介 蛤蚧，又名仙蟾、蛤蚧尾。为壁虎科动物蛤蚧除去内脏的干燥体。

性味 性平，味甘。归肺、肾经。

功效

补肺益肾，定喘止嗽。适用于治疗肺虚咳嗽、肾虚喘促、阳痿等症。

用　法

每次 6～9 克，水煎服。

偏　方

久咳肺痨：蛤蚧焙干 10 克，党参、麦冬、百合、山药各 30 克。上述药材碾为末，炼蜜为丸，每次服 3 克，温开水送服，1 日 2 次。

肺虚咳喘：蛤蚧 1 对连尾，涂蜂蜜、黄酒，烤脆，加等量人参一起碾为末，炼蜜为丸，每次服 3 克，1 日 2 次。

阳痿：蛤蚧 1 对，鹿鞭 1 个，黄酒浸泡 2 个月后服用。每次服 10 克，每天 1 次。

小便频数：蛤蚧 1 对，人参 30 克，鹿茸 6 克，肉苁蓉 30 克，桑螵蛸 20 克，龟板 20 克，白酒 1000 毫升。上述药材放入白酒中浸泡 30 日后服，每次 30 毫升，每日 2 次。

小儿疳积：鲜蛤蚧 1 只，猪瘦肉 30 克（剁碎），加香油、盐，蒸熟服用。

药膳

人参蛤蚧饼

【原料】人参 25 克，蜜蜡 100 克，蛤蚧 1 对，糯米、黄酒、蜂蜜各适量。

【制法】将蛤蚧用黄酒和蜜蜡炙熟，低温烘干，冷后与人参共碾细末；将蜂蜡熔化，用纱布滤去杂质，和药粉做成 25 个药饼。每次服药时用糯米为粥 1 碗，药饼 1 个，嚼细服下，早、晚各服 1 次。

【功效】补肺气、益脾肾。

蛤蚧瘦肉汤

【原料】人参10克，蛤蚧1对，猪瘦肉100克，大枣5枚，姜3片。

【制法】猪瘦肉洗净、切块；人参、蛤蚧、大枣、姜分别洗净。将以上药食材一同放入炖盅内，加适量水，加盅盖，置锅内用小火隔开水炖2～3小时，调味食用。

【功效】温脾补肾。

牛膝

——壮骨益智，补虚强筋

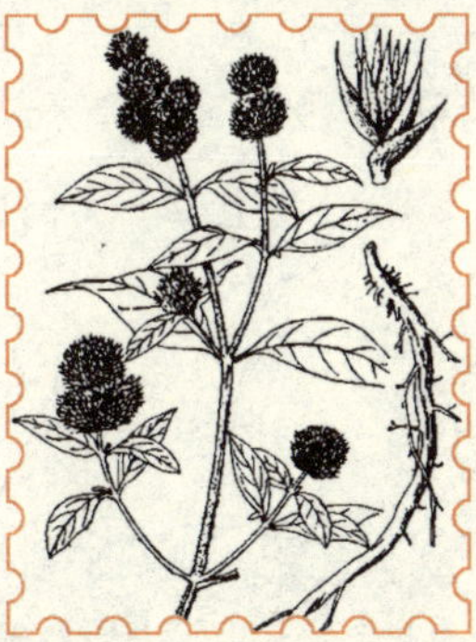

简介 牛膝，又名土牛膝、红牛膝、白牛膝、牛踝膝、山苋菜、对节草、百倍、脚斯蹬、铁牛膝、杜牛膝、怀牛膝。为苋科植物牛膝的根。产于我国各地。

性味 性微凉，味甘、苦。归肾、肝、肠经。

功效

活血通络，补肝肾，强筋骨，引血不行，利尿通淋。生食可治淋痛、经闭、难产、胞衣不下、产后淤血腹痛、痈肿及跌打损伤；熟食则可治腰膝骨痛、四肢拘挛。临床多用于怀孕早期人工流产及退化性关节炎等症。

用　法

每次 6 ~15 克，切片生用或酒炙用。

偏　方

牙齿疼痛： 牛膝碾末含漱，也可将牛膝烧灰敷于患处。

偏正头风： 牛膝 9 克，白芷 6 克。同碾为末，取黄牛脑 1 个，和药在牛脑内，加黄酒炖熟。趁热和酒食之，以微醉为度。

脱发： 牛膝 60 克，木瓜 20 克，木香、巴戟天、小茴香（炒）各 30 克，肉桂 15 克。上述药材（除木瓜）同碾为末，与木瓜共捣，制丸如梧桐子般大。每次 20 丸，饭前空腹温酒吞服，每日 3 次。

手术后肠粘连： 牛膝、木瓜各 50 克。两药浸泡于 500 毫升白酒中，7 日后饮用。每次量根据个人酒量而定，以能耐受为度。上述药量可连续浸泡 3 次，用药 1 ~6 个月。

小儿幽门痉挛呕吐： 牛膝、赭石各 10 克。两药碾成极细末，等分成 24 包。每次 1 包，每日 2 ~3 次，口服。一般情况下，呕吐停止 2 ~3 日即可停服。

药膳

牛膝猪蹄汤

【原料】猪蹄 1 只，牛膝 6 克，当归 6 克，黄芪 6 克，杜仲 9 克，竹笋 60 克，香菇 3 个，香油、盐、大葱、姜、大蒜各适量。

【制法】将猪蹄用热水洗净，再用适量清水，放入捣碎的姜、大葱和大蒜，以小火炖煮。药材放在一起，用 2 碗水煎至 1 碗。香菇用水浸软去蒂，与药汁一起加入炖猪蹄的锅内，约煮至4碗水，加盐、香油调味即可。

【功效】活血化淤，填肾精，健腰脚。

牛膝炒蚕蛹

【原料】牛膝20克，蚕蛹300克，料酒10克，姜5克，葱10克，盐3克，鸡精2克，食用油35克。

【制法】①将牛膝洗净，润透，切3厘米长的段；蚕蛹洗净，去杂质；姜切片，葱切段。

②将炒锅置大火上，加入食用油，烧至六成热时，下入姜、葱爆香，再下入蚕蛹、牛膝、料酒，炒熟，加入盐、鸡精即成。

【功效】补肝肾，补虚劳，降血压。

海　马

——温中补阳，补肾益精

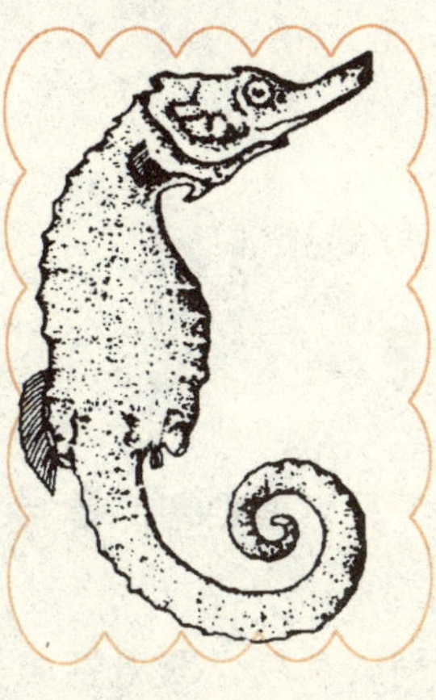

简介　海马，又名水马，马头鱼。为海龙科动物线纹海马、刺海马、大海马、三斑海马的干燥体。产于我国南方各地。

性味　性温，味甘、咸。归肝、肾经。

功效

补肾壮阳，调气活血。主治阳痿、遗尿、虚喘、难产、癥积、疔疮肿毒等症。

用　法

水煎服，每次 3 ~10 克。

偏　方

肾虚阳痿： 海马碾细末，每次 1 ~2 克，黄酒送服，每日 2 ~3 次。

肾虚白带多： 海马 1 对，杜仲 15 克，黄芪 30 克，核桃仁 12 克，白果 10 克，白芷 10 克，土茯苓 30 克。水煎 2 次，分 2 次服，每日 1 ~2 剂。

乳腺癌： 海马 1 只，蜈蚣 6 只，穿山甲 5 克。将上述药材焙干碾末，每次 1 克，米酒冲服，每日 2 次。

原发性血小板减少： 人参 120 克，海马 30 克，皂矾 120 克，油桂 60 克，核桃仁 60 克，大枣 60 克，七寸蛇 1 条。人参、海马烤干，将所有药材碾成粉。大枣去核蒸熟，碾成糊状；将药粉和在糊中，制成丸，每丸约 3 ~5 克。每日 3 次，每次 1 丸，饭后温水送服。

药膳

海马炖子鸡

【原料】海马 10 克，虾米 15 克，子公鸡 1 只，葱白段、姜片、盐各适量。

【制法】①将子公鸡洗净，放入沸水锅内稍烫片刻，取出剁成长方形小块，分成6份放入碗内。

②再将海马、虾米用水洗净，浸泡10分钟，分放在鸡肉上，加葱白段、姜片，加水适量，入笼蒸熟烂，加盐调味即可。

【功效】补肾助阳。主治阳痿、早泄、失眠、营养不良、闭经等症。

海马瘦肉汤

【原料】核桃仁45克，海马20克，猪瘦肉400克，大枣4个，姜3片，盐、香油各适量。

【制法】核桃去壳、衣；大枣去核，均洗净，稍浸泡；海马洗净，温水稍浸泡；猪瘦肉洗净，切片。然后将所有药食材一起与姜放进瓦煲内，加入清水约10碗，大火煲沸后，改小火煲约2个小时，调入适量的盐和香油便可。

【功效】补肾壮阳，调理血气。

肉苁蓉

——养肾补阳，益精润肠

简介 肉苁蓉，又名甜苁蓉、咸苁蓉、甜大芸、盐大芸、苁蓉、淡大芸。为列当科植物肉苁蓉的干燥带鳞片的肉质茎，常生于荒漠沙丘上，多于春季刚出土时采挖。产于内蒙古、华北、西北等地。

性味 性温，味甘、咸。归肾、大肠经。

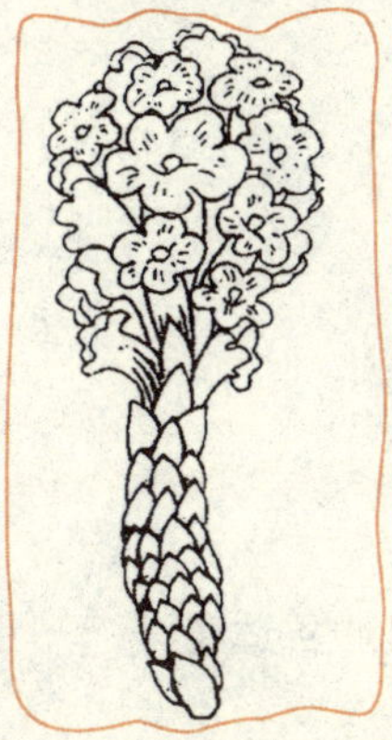

功效

补肾阳，益精血，润肠通便。适用于肾虚、精血不足之阳痿、不孕、腰膝酸软、筋骨无力、阴虚津枯之肠燥便秘等症。

用法

水煎服，每次10～15克；或入丸、散。

偏方

便秘： 肉苁蓉10克，何首乌10克。水煎服。

遗精： 肉苁蓉、桑螵蛸、芡实各15克，莲米18克，黑芝麻30克。上述药食材料一起碾为末，炼蜜为丸。早晚服，每次9克，开水送下。

前列腺增生症： 肉苁蓉20克，牛膝10克，黄芪10克，通草10克，将上述药材水煎2次，合并药液分早中晚服用。

颈椎病： 威灵仙15克，肉苁蓉15克，熟地15克，青风藤15克，丹参15克。水煎服，每日1剂，水煎2次，合并药液，每日分2次服用。

药膳

肉苁蓉焖羊肉

【原料】肉苁蓉30克，羊肉250克，葱、姜、食用油各适量。

【制法】①肉苁蓉加水煎煮，煮烂后去渣留汁。

②羊肉切片入食用油锅炒熟，加入肉苁蓉汁稍焖片刻，再加适量葱、姜即成。温热服食。

【功效】温肾助阳。

肉苁蓉煲石斑鱼

【原料】肉苁蓉 10 克，石斑鱼 200 克，蛤蜊肉 30 克，豆腐 50 克，粉丝 20 克，小白菜 150 克，料酒、姜、葱、盐、食用油、高汤、味精各适量。

【制法】石斑鱼剖洗干净，切薄片；蛤蜊肉洗净，切薄片；小白菜洗净，切丝；豆腐切成块，粉丝洗净、姜切片，大葱切段。炒锅大火烧热，放食用油，下葱、姜爆香，放入高汤、石斑鱼、蛤蜊肉、肉苁蓉、豆腐、粉丝、料酒，大火烧沸，小火煲 25 分钟，加入盐、味精、小白菜丝即成。

【功效】补肾益精，润肠通便。

肉苁蓉炖狗肉

【原料】肉苁蓉片 20 克，狗肉 200 克。

【制法】将狗肉洗净切为小块，放入沙锅内，加入肉苁蓉和水适量，炖煮 1 ~2 小时，食肉喝汤。适用于中老年人久病体质虚弱。

【功效】补肾助阳。

益智仁

——暖肾固精，温脾止泻

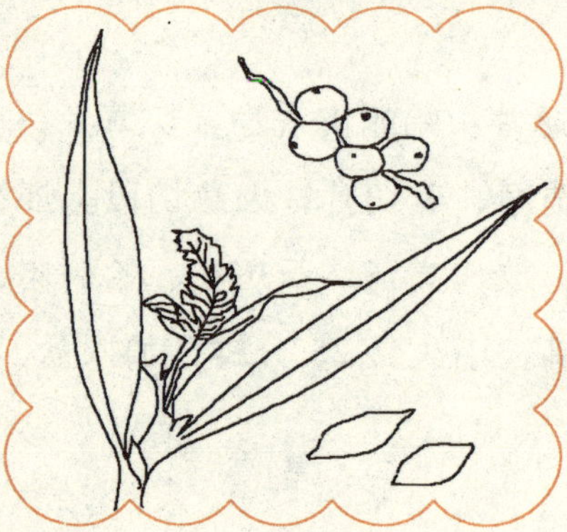

简介 益智仁，又名益智子、益智。为姜科植物益智的成熟果实。主产于海南、广东、广西等地。

性味 性温，味辛。归肾、脾经。

功效

温脾，暖肾，固气，涩精。适用于肾气虚寒之遗精滑精、遗尿、夜尿频多、脾寒泄泻、腹中冷痛、口多涎唾等症。

用　法

每次 3 ~9 克，水煎服。

偏　方

肾虚遗尿、尿频： 益智仁、乌药各等量。一起碾为细末，黄酒煎药末为糊，制丸如梧桐子大。每次服9克，用淡盐汤或米汤送下，每日3次。或用盐炒益智仁、盐炒补骨脂各60克。一起碾为细末，分作6包，每天早晨以米汤泡服1包，6日为1个疗程。

尿床：鲜猪脬1具，益智仁9克。将猪脬切口，翻洗干净后，放入药材，加水，以大火烧沸后用小火炖至熟烂。去药渣，加盐适量，饮汤食猪脬。每天1剂，连服3天。

药膳

益智仁糯米粥

【原料】益智仁5克，糯米50克，盐适量。

【制法】①将益智仁碾末；糯米淘洗干净。

②锅内放适量水。加入糯米煮粥，调入益智仁末，加适量盐调味，稍煮片刻，待粥稠停火即可。

【功效】补肾助阳，固精缩尿。

益智仁玄参汤

【原料】玄参15克，益智仁12克。

【制法】①玄参碾末。

②锅内放适量水，加玄参末、益智仁一起水煎服用。

【功效】本品具有滋阴润燥、补肾助阳等功效，适宜咽喉干燥、心中烦热、大便干燥、头晕、腰痛等症患者食用。

杜仲

——补肾健骨，填精开窍

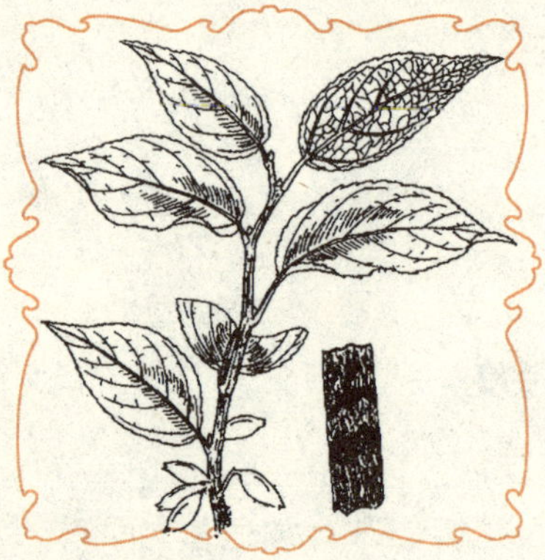

简介 杜仲，又名木绵、丝连皮、丝绵皮。为杜仲科植物杜仲的树皮。产于四川、云南、贵州、湖北等地。

性味 性温，味甘、微辛。归肝、肾经。

功效

补肝肾，强筋骨，安胎。主治肝肾不足引起的腰膝酸软、阳痿、尿频等症。对胎动不安、习惯性堕胎亦有很好的功效。

用法

水煎服，每次6～15克；炒用疗效尤甚。

偏方

坐骨神经痛：杜仲30克，猪腰子（猪肾）1对。加水煎沸后再煮半小时，去杜仲，吃猪腰并喝汤。每日1剂，一般连用7～10剂。

牛皮癣：杜仲、百部各100克，樟脑粉10克。用60度以上的白酒400毫升密封浸泡7日，每日摇动1~2次。早晚清水洗患处后涂搽。

肾虚腰痛：杜仲15克，核桃仁12克，补骨脂12克。水煎服。

小儿麻痹后遗症：杜仲45克，猪爪1只，小火熬。每日服2次。

产后诸疾及胎体不安：杜仲去皮，置瓦上用火焙干，捣为末，煮枣肉调末为丸，如弹子大。每次服1丸，每日服2次，糯米汤送下。

药膳

羊肾杜仲汤

【原料】羊肾1对，黑豆50克，杜仲15克，姜10克，菖蒲10克。

【制法】剖开洗净的羊肾，用沸水浸泡3分钟；黑豆、杜仲、菖蒲共煮30分钟，然后加入羊肾，小火炖熟即可。

【功效】补肾，填精，开窍。

杜仲陈皮煨鸭肉

【原料】鸭肉500克，杜仲12克，核桃仁100克，陈皮15克，姜50克，葱、黄酒、盐各适量。

【制法】①将杜仲洗净，用温水浸泡发涨，水煎药汁；鸭肉用木棒捶打，用清水反复冲洗2~3次；姜、葱洗净。

②锅内放入清水和鸭肉，以大火煮鸭肉，并撇去浮沫。

③加入杜仲药汁、姜、葱、陈皮、黄酒烧煮30分钟，改用中小火，再加入核桃仁，煨至熟烂时，加盐即成。

【功效】温肾壮阳。

杜仲桂皮狗肉汤

【原料】杜仲12克，桂皮9克，狗肉200克，盐适量。

【制法】将狗肉洗净切块，与桂皮、杜仲共放入沙锅内，加水适量，大火煮沸后改小火慢炖至狗肉烂熟，去药渣加盐调味。

【功效】补养肝肾，坚筋强骨。

第五节 血淤体质 活血化淤

丹参

——活血祛淤，活血通经

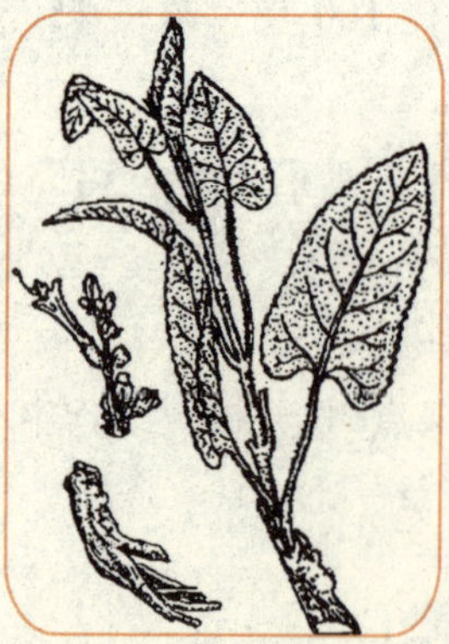

简介 丹参，又名紫丹参、赤丹参、红根、活血根、靠山红、大红袍、蜜罐头等。主产于安徽、山西、河北、四川、江苏等地。

性味 性微寒，味苦。归心、肝经。

功效

祛淤止痛，活血通络，清心除烦。适用于月经不调、血滞经闭、产后淤滞腹痛、心有脘腹疼痛、肝脾肿大、热痹肿痛、斑疹、失眠、神经衰弱等症。

用法

水煎服，每次6～15克，大剂量可用至30克；也可碾末调服，每次2～3克。另外，清热、凉血、除烦宜生用。

偏方

经血不调：丹参碾粉，每服6克。

胸痹：丹参30克，党参10克，参三七粉2克（冲服），白菊花15克，沸水泡服当茶饮。

肝炎：丹参60克，茵陈30克，红糖15克。水煎服。

神经衰弱：丹参200克，白酒1000毫升。丹参碾粗粉，加白酒，密封浸渍14日，每次10毫升，每日2次。

药膳

丹参红花蒸鱼翅

【原料】红花、丹参各6克，核桃仁3克，川芎4克，鱼翅20克，火腿50克，菜胆100克，葱、姜、盐、鸡汤适量。

【制法】将四味药材洗净，装杯加水蒸约1小时，去渣留药液；鱼翅发透，撕丝；火腿切片，菜胆洗净切段，姜拍松，葱切段；全部食材与药液放杯内，加鸡汤，上锅蒸约30分钟至熟。

【功效】滋阴活血。

豆参汤

【原料】黑豆50克，丹参15克，红糖适量。

【制法】将黑豆淘洗干净，与丹参一起加适量水，炖汤至黑豆熟烂，调入红糖至溶化即可。

【功效】调经，补血，行气。

丹参首乌煲大枣

【原料】何首乌40克，猪腿肉240克，丹参20克，大枣（干）100克，盐4克。

【制法】①何首乌、丹参、大枣、猪腿肉分别用水洗净。

②将何首乌、丹参切片，大枣去核。

③放入全部药食材（除盐外），加适量水，大火煲至水沸。

④改用中火继续煲2小时。加入盐调味，即可饮用。

【功效】滋补血气，养心安神，活血祛淤，乌须黑发。

丹参茶

【原料】丹参15克，砂仁3克，檀香屑1.5克。

【制法】①将丹参、砂仁、檀香屑三味药混合，制成每袋20克的药袋。

②用沸水泡10~20分钟后，即可代茶饮用。

【功效】行气活血，化淤止痛。

三七

——散淤止血，消肿止痛

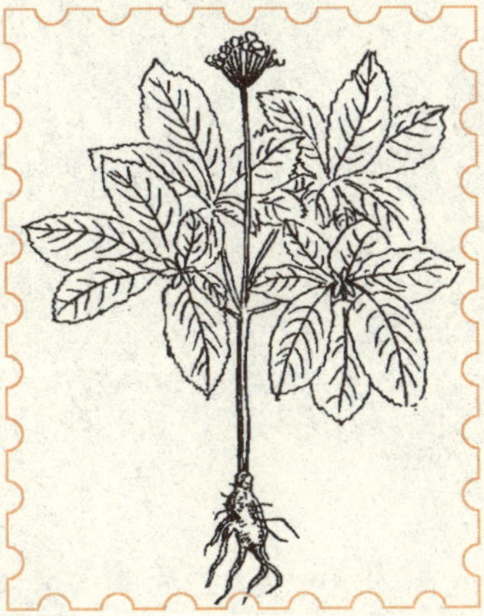

简介 三七，又名田七、汉三七、金不换、人参三七。为五加科植物三七的干燥根茎。产于云南、广西等地。

性味 性温，味甘、微苦。归肝、胃经。

功效

散淤止血，消肿镇痛。适用于体内外各种出血、跌打损伤、淤滞肿痛、胸痹绞痛等症。

用法

水煎服，每次3~10克；碾末冲服，每次1~3克。

偏方

胃出血： 三七7~10克，郁金、熟大黄、牛膝各10克。水煎服。

上消化道出血： 三七粉，每次1～1.5克，温开水送服，每日2～3次。

心绞痛： 三七粉，每次1～1.5克，每日3次，温开水送服。

褥疮： 三七鲜叶洗净甩干，捣烂敷于伤口表面，纱布包扎，1～2天更换1次，至愈合。

胃及十二指肠溃疡： 三七粉12克，白及9克，乌贼骨3克。一起碾为细末，日服3次，每次3克，开水送服。或用三七单味碾末内服。

药膳

三七乌鸡汤

【原料】三七10克，乌鸡1只，姜片3克，葱段3克，盐、味精、香油各适量。

【制法】三七碾末；乌鸡宰杀后去毛、内脏及爪。以上药食材与料酒同放锅内，加水适量，置大火上烧沸，再用小火炖煮约35分钟至熟，加入盐、味精、香油调味。

【功效】止血散淤。

三七灵芝瘦肉汤

【原料】猪瘦肉250克，龙眼肉15克，灵芝30克，三七6克，姜、盐各适量。

【制法】猪瘦肉洗净，切块；灵芝去杂质，洗净，切小块；三七、龙眼肉分别洗净。将所有食材（除盐）一起放入锅中，加适量清水，大火煮沸，改小火再煮3小时，放盐调味即可。

【功效】养心安神，去淤止痛。

三七蒸鸽子

【原料】三七3克，鸽子1只。

【制法】三七碾细末，鸽子去内脏，药粉装入鸽子腹中，蒸熟食用。

【功效】活血养血。

川芎

——行气活血，祛风止痛

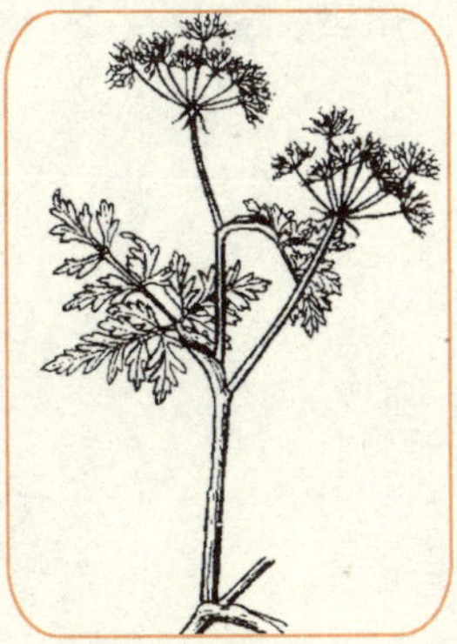

简介 川芎，又名香果、抚芎、西芎、胡芎、台芎、惯芎、杜芎、芎藭、京芎、坎川芎等。为伞形科多年生草本植物川芎的根茎。产于四川、贵州、云南等地。

性味 性温，味辛。归肝、胆、心包经。

功效

活血行气，祛风止痛。具有抗血栓、扩张血管、降血压、解痉、降低血液黏稠度、抗心肌缺血损伤、抗过敏、促进造血、抗肝纤维化、益智等作用。

用 法

内服：水煎汤，每次 3～6 克；或入丸、散。

外用：碾末撒或调敷。

偏 方

急性鼻炎：川芎 20 克，绿茶 5 克，红糖适量。用沸水 400 毫升煎至 250 毫升，去渣取汁，饮用。

右心衰竭：川芎、赤芍、丹参、鸡血藤、泽兰各 15 克，党参、益母草、麦门冬各 25 克，附子、五加皮各 10～15 克。水煎服。

阴血亏虚：川芎、生地、当归、黄芪、防风、天麻、秦艽、全蝎、白术、荆芥等，碾末制成蜜丸，每次 6 克，每天 3 次。

药物性皮炎：生甘草、白芍、熟地各 30 克，川芎、地肤子各 15 克。水煎服，每日 1 剂。

药 膳

川芎炖鱼头

【原料】鱼头 1 个，白芷 30 克，天麻 25 克，川芎 10 克，大枣 5 枚，盐、味精、葱花、姜末各适量。

【制法】鱼头洗净，劈开，放入炖盅内；天麻切片；大枣去核；白芷、川芎用纱布包好；将所有药食材一起放入炖盅内，再加入盐、味精、葱花、姜末。隔水炖熟即可。

【功效】养阴柔筋，疏风通络。

川芎党参汤

【原料】白酒、白芍、生地、红花、香附、党参、白术、当归各10克，沙参15克，茯苓、川芎、木香各6克。

【制法】以上各味药材同入沙锅，先大火后小火煎取药汤。再取药渣煎1次，合2次药汤为液食用。

【功效】养血美容。

川芎乌药茶

【原料】川芎、乌药各等份，葱白、茶叶各适量。

【制法】将川芎、乌药碾成细末，混合均匀；每次取30克药末，加入葱白2根，茶叶6克，放入保温瓶，用适量沸水冲泡，盖瓶盖闷15分钟即可。

【功效】活血，开郁，止痛。

红花

——活血通经，祛淤止痛

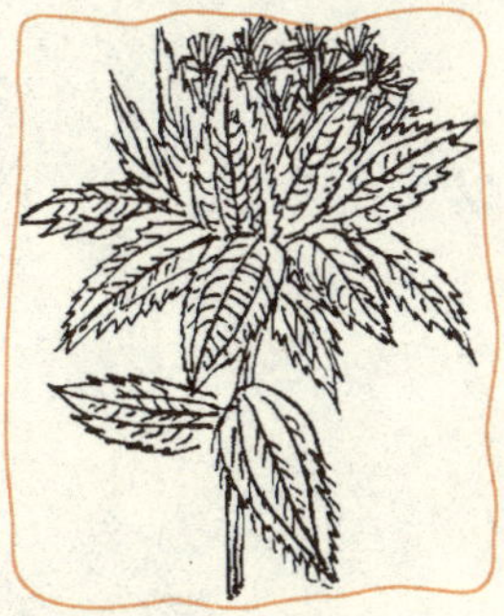

简介 红花，又名红蓝花、制红花、草红花。为菊科植物红花的干燥花。产于河南、浙江、四川、江苏等地。

性味 性温，味辛。归心、肝经。

功效

活血通络，祛淤止痛。主治血淤闭经、痛经、产后腹痛、癥瘕积聚、中风半身不遂、跌打损伤、冠心病心绞痛、血栓闭塞性脉管炎等症。也可治鸡眼、褥疮、斑疹、丹毒、目赤肿痛等症。

用　法

每次3~9克，水煎服。

偏　方

痛经： 红花适量，加黄酒煎汤服。

鸡眼： 地骨皮、红花各等份，同碾细末，香油调敷。若已割去者敷之，次日即痂落。

产后腹痛： 红花10克，以米酒1碗煎减余半，分2次温服。

扁平疣： 红花9克，沸水冲泡。饮用红色汁水，汁水饮完后可再次冲服，至红色极淡为止，1日内服完。次日重新冲泡，连续10日为1疗程。

肿块： 红花5克，隔水蒸10分钟，捣汁服用，每日1次。

药膳

花肝煎饼

【原料】红花6克，鸡肝50克，面粉200克，盐5克，食用油1大匙。

【制法】将鸡肝除去苦胆，洗净，剁成末，加入食盐、红花拌匀，倒入面粉中，加水适量，揉成面团，切成小团，用擀面杖擀成鸡肝小饼；炒锅置大火上烧热，加入食用油，烧至六成热时，放入鸡肝饼，炸至两面金黄色时捞起，沥干油。

【功效】补肝明目，养血祛淤。

红花瘦肉米粥

【原料】红花 10 克，猪瘦肉 50 克，粳米 100 克，料酒 10 克，盐 3 克，姜 5 克，葱 6 克。

【制法】①红花洗净；猪瘦肉洗净，切 3 厘米见方的块；粳米淘洗干净；姜切片；葱切段。

②将粳米、姜、葱、猪瘦肉、料酒、红花、盐同放锅内，加水 1200 毫升，置大火上烧沸，再用小火煮 35 分钟即成。

【功效】活血化淤，通经止痛。

红花三七煮鸽蛋

【原料】鸽蛋 200 克，三七 3 克，红花 3 克，盐 5 克，葱末 10 克，姜末 5 克。

【制法】三七碾细粉，红花洗净，鸽蛋煮熟去壳，锅内加入适量水，放入三七粉、红花、熟鸽蛋，加入姜末、葱末、盐同煮 25 分钟即可。

【功效】活血养血，补肝祛淤。

第六节 气郁体质 理气宽中

佛手

——舒肝理气，和胃止痛

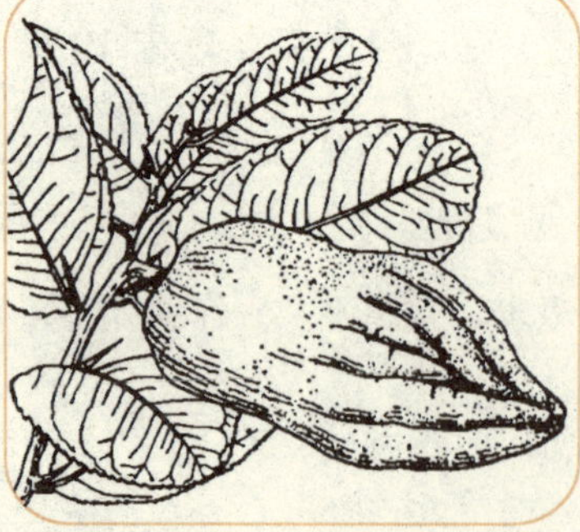

简介 佛手，又名佛手柑、蜜罗柑、福寿柑、五指柑。为芸香科植物佛手的果实。产于广东、广西、福建、云南、四川、浙江、安徽等地。

性味 性温，味辛、苦、甘。归肝、脾、胃经。

功效

舒肝理气，和胃止痛。适用于肝郁气滞引起的胸胁胀痛、胃脘痞满、食少呕吐及咳嗽日久痰多，兼胸闷作痛等症。

用法

水煎服，每次 2.5 ~9 克，或泡茶饮用。

偏方

慢性胃炎，胃腹寒痛： 佛手 30 克，洗净，清水润透，切片成丁，放瓶中，加低度优质白酒 500 毫升。密封，浸泡 10 日后饮用，每次 15 毫升。

哮喘： 佛手 9 克，藿香 6 克，姜皮 2 克。水煎服。

湿痰咳嗽： 佛手 10 克，或加姜 6 克。水煎去渣，加白糖温服。

消化不良： 佛手 6 克，山楂 10 克，陈皮 6 克，粳米 50 克。煮粥食。

慢性气管炎： 佛手 6 克，茯苓 12 克，陈皮 6 克，莱菔子 10 克，半夏 6 克。水煎服。

药膳

佛手瘦肉汤

【原料】猪瘦肉 250 克，乌蔹莓 60 克，佛手 10 克。

【制法】将乌蔹莓切碎，佛手洗净；猪瘦肉洗净切成块。然后，将全部药食材一同放入锅中，加适量清水，大火煮沸，改小火再煮 1 ~2 小时，调味即可。

【功效】行气止痛，健脾和胃。

佛手炒鱿鱼

【原料】鲜佛手300克，鱿鱼1条，猪肉50克，青椒1个，葱白、盐、料酒、淀粉、胡椒粉、食用油、香油各适量。

【制法】将发好的鱿鱼切丝浸入适量料酒；猪肉切丝，放入料酒、淀粉、盐腌泡；佛手洗净，切成细丝。青椒去子，切丝，葱白切斜片。食用油锅烧热，放入猪肉煸炒，变色后取出待用；食用油锅烧热，放入葱白、鱿鱼、佛手、青椒翻炒，加入猪肉、盐拌匀，撒入胡椒粉，淋上香油即可。

【功效】行气强身。

玫瑰花

——行气解郁，安心宁神

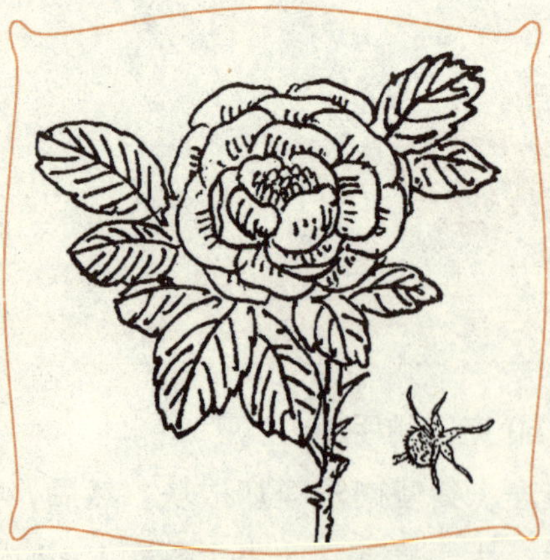

简介　玫瑰花，又称徘徊花、刺玫花。为蔷薇科落叶灌木植物玫瑰初开的花。主产于江苏、浙江、福建、山东、四川、河北等地。

性味　性温，味甘、苦。归肝、脾经。

功效

止痛和血，行气郁结。主治胃气痛、食少呕恶、月经不调、跌扑伤痛等症。

用 法

水煎服，每次用量为 3～10 克；或浸酒代茶饮用。

偏 方

月经不调：初开的玫瑰花蕊 300 朵，新汲水（新打上来的井水）倒入沙锅内煎取浓汁，滤去渣，再煎，红糖 500 克收膏，早晚开水冲服。放入瓷瓶内密封备用。

肝风头痛：玫瑰花 3～4 朵，合蚕豆花 9～12 克，以沸水泡，代茶饮。

肿毒初起：玫瑰花去心蒂，焙为末 3 克。好酒和服。

乳痈初起，郁症宜此：取初开玫瑰花，阴干、燥者 30 朵。去心蒂，以陈酒煎，饭后服。

肺病咳嗽吐血：鲜玫瑰花捣汁炖冰糖服。

肝胃气痛：玫瑰花阴干，冲汤代茶服。

噤口痢：玫瑰花阴干，水煎服。

药膳

首乌玫瑰卤鸡肝

【原料】玫瑰花 3 朵，鸡肝 250 克，何首乌 10 克，绍酒 10 克，盐 8 克，白糖 5 克，鸡精 5 克，酱油 5 克，大料 2 粒，苹果 1 个，花椒 2 克，肉桂 3 克，上汤 1000 克，葱段、姜片各 5 克。

【制法】①先将玫瑰花掰开、洗净；何首乌切薄片，鸡肝洗净。

②再将除鸡肝外所有药材放入锅中，加入上汤1000克，用大火烧沸，下入鸡肝，煮至鸡肝熟时即可。

【功效】本品具有活血化淤，宁心安神，改善睡眠的功效。

玫瑰花鸡蛋汤

【原料】玫瑰花10克，鸡血藤30克，萼梅花10克，鸡蛋2只，白糖适量。

【制法】①先将上述材料放入锅中煮至蛋熟。

②将鸡蛋去壳再煮片刻，以白糖调味，饮汤吃蛋，每日1次。

【功效】本汤适用于黄褐斑、面色无华、斑疹黄褐、胸胁胀闷、月经不调等症。

郁金

——清心凉血，疏肝解郁

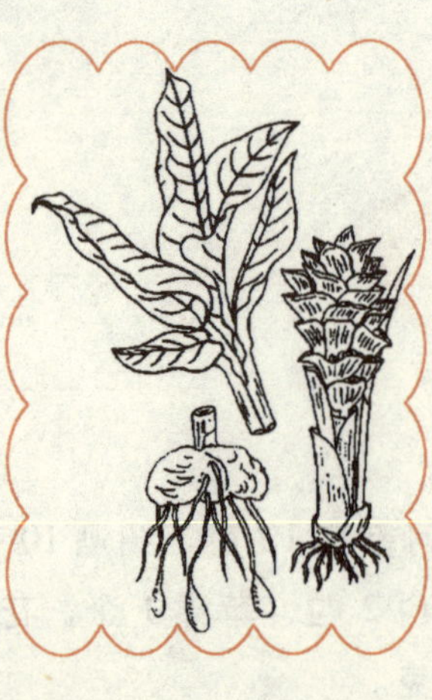

简介 郁金，为姜科多年生草本植物郁金、莪术、姜黄或广西莪术的块根。以浙江所产品质最佳。

性味 性凉，味辛、苦。归胆、心、肝经。

功效

具有行气活血，清心开窍，疏肝解郁，清热凉血之功。治胸胁、脘腹疼痛、月经不调、痛经、跌打损伤、热病神昏、血热吐衄、血淋、黄疸等症。

用 法

水煎服，每次3~9克。

偏 方

产后心痛： 郁金2克，烧煅为末，用米醋送服。可治血气上冲欲死、产后心痛病症。

鼻血、吐血： 郁金适量，研细，温水送服，每次服用1克。

月经不调： 柴胡、郁金、佛手、玫瑰花各1克，延胡索、益母草各1.5克。水煎服，每日1剂。

胆石、黄疸： 郁金、熊胆、明矾、火硝各等份，碾细为丸或做散剂。每次服用3~9克。

痔疮： 郁金适量研为细末，用清水调为糊状，涂于患处。

尿血不定： 郁金30克，捣为末，并与葱白一把共同水煎，去渣温服，每天分早、中、晚三次服。

药膳

荷叶郁金粥

【原料】郁金 15 克，荷叶 20 克，山楂干 30 克，粳米 100 克，冰糖 5 克。

【制法】①粳米、山楂、荷叶洗净。

②把荷叶撕成小块，与郁金一同放入开水中煎煮，大火煮 10 分钟。

③煮好后捞出荷叶、郁金，留汁备用。

④将粳米、山楂、冰糖放进药汁中，大火煮 20 分钟。

⑤后换小火煮 10 分钟即成。

【功效】此方具有降压的作用，很适合高血压患者食用，对老年人更是有着明显的功效。

柴郁莲子粥

【原料】柴胡、郁金各 10 克，莲子 15 克，粳米 100 克，白糖适量。

【制法】①先将莲子捣成粗末，粳米淘洗干净。

②将柴胡、郁金放入锅中，加适量清水煎煮，滤去渣滓。

③再加入莲子末、粳米煮粥。粥熟时，加入白糖调味即成。

【功效】此粥疏肝解胡，固摄乳汁，可用于防治产后肝气郁结导致的乳汁自出病症。

石菖蒲

——醒神益智，化湿开胃

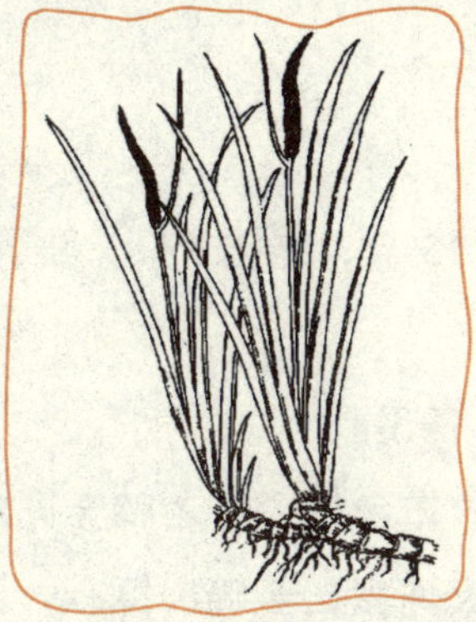

简介 石菖蒲，又称山菖蒲、药菖蒲、金钱蒲、菖蒲叶、水剑草、香菖蒲，属菖蒲科，为禾草状的多年生草本植物。主产于四川、浙江、江苏等地。

性味 性温，味辛、苦。归心、胃经。

功效

化湿浊，醒脾胃，行气滞，消胀满，主治健忘症、失眠多梦等症。

用　法

一般用量为每次 3 ~ 15 克。

偏　方

失音： 石菖蒲 5 克，胖大海 5 枚，薄荷适量。以上用沸水冲泡，闷 10 分钟即可。

遗尿：石菖蒲9克，益智仁9克，川萆9克，乌药9克。水煎，加盐适量，饭前服用。

头晕：石菖蒲10克，桑叶10克，菊花10克，茯苓10克，生龙齿（先煎）20克，琥珀3克。水煎当茶饮。

药膳

石菖蒲老鸭煲

【原料】石菖蒲10克，玉竹10克，淮山药15克，老鸭1只，姜、葱、胡椒、盐、味精各适量。

【制法】①老鸭放入开水中略烫，去血水，备用。

②淮山药、石菖蒲、玉竹分别洗净后，用纱布包好，与老鸭一同放入锅中，再将姜投入锅中，加入适量的清水，大火炖煮，至鸭肉酥软，然后放盐、胡椒、味精、葱调味即可。

【功效】安神益智。

石菖蒲猪心汤

【原料】石菖蒲15克，远志5克，当归2片，丹参10克，大枣6枚，猪心1个，葱、盐各适量。

【制法】①将石菖蒲、远志、当归、丹参、大枣放入锅中，加清水1200毫升熬汤取汁。

②猪心洗净，用沸水略烫，并将血块挤出。

③将猪心加入药汁中，一起用小火煮约30分钟，捞出猪心切片，食用时加盐、葱即可。

【功效】消胀除满。

◎第四章◎

美容时尚

留住年轻与活力

第一节 乌发秀发

黑芝麻

——补肝益肾，美发乌发

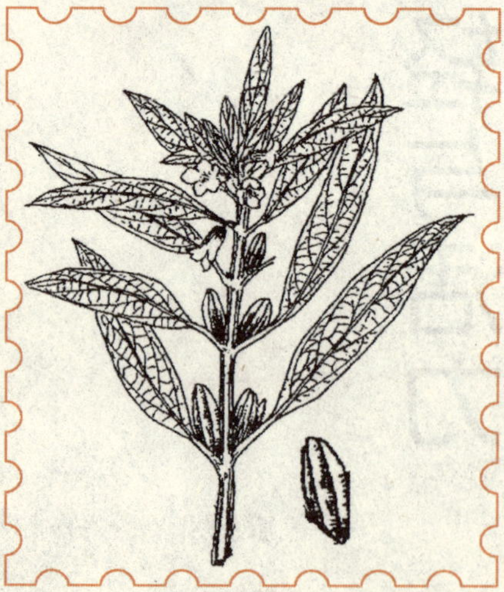

简介 黑芝麻，又名胡麻、巨胜、小胡麻。为胡麻科植物胡麻的干燥成熟种子，产于山东、河南、江苏等地。

性味 性平，味甘。归肝、肾、大肠经。

功效

补肝益肾，润肠通乳，养发乌发。适用于肝肾亏虚引起的头晕眼花、须发早白，以及血虚精亏引起的女性乳少、便秘等症。外敷用于疮疡痛痒及诸虫咬伤等。

用法

内服： 水煎服，每次9~15克，或入丸、散。

外用： 煎水洗浴或捣敷，酌量取用。

偏方

少年肾虚发白： 黑芝麻120克，九蒸九晒，碾末。大枣60克，去核捣成细泥。两者调匀制成膏。每次10克，温水冲服，每日2次。

便秘： 黑芝麻60克，黄芪18克，蜂蜜60克。将黑芝麻捣烂磨成糊状，煮熟后调蜂蜜，用黄芪煎出液冲服。分2次服完。每日1剂，连服数剂。

白癜风： 黑芝麻、沙苑子、女贞子、白蒺藜各15克，枸杞子、覆盆子、熟地、川芎、白芍各10克。水煎服，每次20毫升，每日2次。

哮喘： 黑芝麻250克，姜、冰糖、蜂蜜各125克。黑芝麻炒香，姜捣汁去渣，冰糖、蜂蜜混合均匀，将黑芝麻与姜汁浸拌，再炒一下，冷后与蜜糖混合拌匀，放瓶中。每日早晚各服1汤匙。

脱发： 黑芝麻、当归各20克，何首乌25克，生地、熟地、侧柏叶各15克。水煎服，每次20毫升，每日2次。

药膳

黑芝麻米糊

【原料】黑芝麻、桑葚各60克，粳米30克，白糖10克。

【制法】将粳米、黑芝麻、桑葚分别洗净，一同放入石钵中捣烂；沙锅中加3碗清水，煮沸后放入白糖，再将捣烂的黑芝麻米浆缓缓调入，煮成糊状即可。

【功效】补肝肾，润五脏，清虚火，祛风湿。

黑芝麻山药羹

【原料】黑芝麻50克，山药50克，白糖10克。

【制法】①将黑芝麻去杂质，炒香，碾成细粉；山药烘干，捣成细粉；将黑芝麻粉与山药粉混匀。

②在锅内加水300毫升，置大火上烧沸，将黑芝麻和山药粉徐徐加入锅内，同时放入白糖，不断搅拌，煮3～5分钟即成。

【功效】补肝肾，养心脾，降血压。

黑芝麻木耳茶

【原料】生黑木耳、炒焦黑木耳各30克，炒香黑芝麻15克。

【制法】将上述药材同碾成末，装瓶。每次取5克，放入茶杯，加沸水冲泡15分钟即可。

【功效】凉血止血。

何首乌

——补血益精，固肾乌须

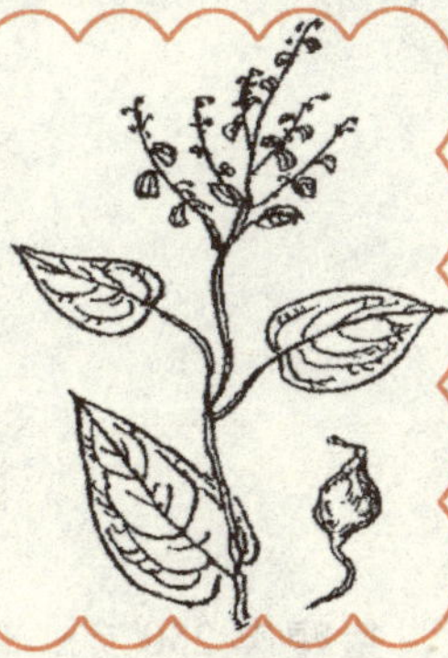

简介 何首乌，又名首乌、地精、赤敛、小独根、陈知白、红内消、马肝石、黄花乌根。产于河南、湖北、广西、广东、贵州、四川、江苏等地。

性味 性微温，味甘、苦、涩。归肝、肾经。

功效

滋肝肾，益精血，抗早衰，乌发。治瘰疬，消痈肿，疗头面风疮，治五痔，止心痛，益血气，黑髭发，悦颜色。久服长筋骨，益精髓，延年不老。亦治妇人产后及带下诸疾。

用　法

水煎服，每次 10 ~ 30 克。

偏　方

血虚：何首乌 15 克，菟丝子、当归、牛膝、补骨脂各 9 克。碾末，炼蜜为丸，每服9克，淡盐汤送下。

失眠： 何首乌15克，夜交藤10克，酸枣仁10克，大枣10枚。水煎代茶饮。

高脂血症： 何首乌10克，决明子10克，菊花5克。将三味药材水煎2次，将药液合并后，代茶饮用。

高血压： 何首乌30克，槐角20克，乌龙茶3克。前两味药水煎20分钟取汁，再以小火煮沸药汁，冲入放乌龙茶的杯中，加杯盖闷15分钟。每日1剂，代茶饮（适用于肝肾阴虚型高血压）。

药膳

首乌大枣汤

【原料】 龙眼肉20克，海参1只，大枣5枚，猪瘦肉250克，何首乌20克，盐适量。

【制法】 海参用水浸软，洗净切片；将以上药食材放入煲内，加水煮沸，再用小火煲汤约2小时至熟，加盐调味即可。

【功效】 补肾养血。

首乌炒鸡肝

【原料】 何首乌20克，鸡肝200克，黑木耳20克，莴笋50克，淀粉30克，鸡蛋清1个，盐5克，味精3克，料酒15克，姜5克，酱油10克，葱10克，食用油50克。

【制法】 ①将何首乌入锅中煮软，然后切薄片；鸡肝洗净，切成薄片，加淀粉、酱油、鸡蛋清、盐、味精，抓匀；莴笋洗净，切成薄片；姜切片，葱切段。

②将炒锅置大火上烧热，加入食用油烧至六成热时，下入姜、葱爆香，放入首乌片、鸡肝片、黑木耳、莴笋片、料酒、盐、味精，炒熟即成。

【功效】补肝肾，疗痟积，益气血。

何首乌煨鸡

【原料】何首乌 30 克，母鸡 1 只（500 克），盐、姜、米酒各适量。

【制法】将何首乌碾磨成细末，用纱布袋包好，备用。将母鸡去肠杂，洗净；将何首乌药袋放入鸡腹内，鸡入瓦煲，加适量水，煨至鸡肉熟烂。去药袋，加入盐、姜、适量米酒即成。

【功效】益血气。

桑葚

——补肝益肾，明目乌发

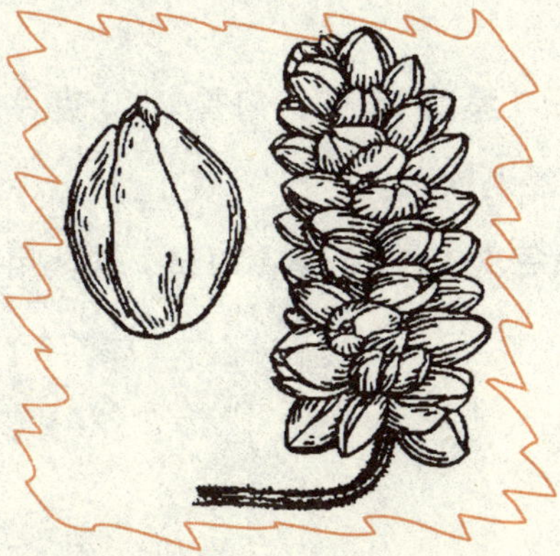

简介 桑葚，又名桑果、桑葚子、乌葚、桑枣。为桑科植物桑的干燥果穗。产于我国南方大部分地区。

性味 性寒，味甘、酸。归心、肝、肾经。

功效

补肝，益肾，熄风，滋液，养血，明目，润肠，乌须发，解酒毒。滋阴补血，生津润燥，润肠通便。适用于肝肾亏虚、阴血不足引起的头晕、眼花、耳鸣、失眠、须发早白、腰膝酸软，以及各种原因引起的津伤口渴、内热消渴，便秘口干等症。

用 法

每次 10～30 克，以水煎服或熬成膏用水冲服。

偏 方

贫血：鲜桑葚 60 克，龙眼肉 30 克。炖烂食用，每日 2 次。

闭经：桑葚 15 克，红花 3 克，鸡血藤 30 克。加黄酒和水煎，每日分 2 次服。

自汗、盗汗：桑葚 10 克，五味子 10 克。水煎服，每日 2 次。

便秘：桑葚 30 克，蜂蜜 30 克。水煎服，每日 1 次。

肺结核：鲜桑葚 60 克，地骨皮、冰糖各 15 克，水煎服，每日早晚各 1 次。

肝肾阴虚所致的须发早白、眩晕：桑葚 15 克，何首乌 12 克，旱莲草 9 克。水煎服，每日 1 剂，或将桑葚浸酒饮之。

血虚腹痛、神经痛：桑葚熬膏，每次 10～15 克，每日 1 次，用温开水和少量米酒冲服。

药膳

桑葚炖乌骨鸡

【原料】乌骨鸡1只（约750克），桑葚50克，笋片200克，盐、黄酒、笋片、盐各适量。

【制法】①将乌骨鸡、桑葚洗净，一起放入沙锅中，加水用小火炖至八成熟。

②再放入笋片、盐、黄酒煮至鸡肉熟透即可。

【功效】补益肝肾。

黑豆桑葚汤

【原料】黑豆30克，桑葚30克。

【制法】黑豆与桑葚分别洗净，一同放入锅中，加入适量清水，用小火慢炖1小时，至熟烂即可。

【功效】滋补肝肾，生津止渴，润燥通便。

桑葚地黄甲鱼汤

【原料】甲鱼1只，桑葚15克，生地黄15克，生牡蛎15克。

【制法】将甲鱼活杀，去壳、头及内脏，用沸水除去血水；桑葚、生地黄、生牡蛎洗净；把全部药食材一起放入沙锅，加适量的水和调料同煮约1小时，至甲鱼肉烂熟即可。

【功效】补益肾精。

侧柏叶

——养心安神，生发乌发

简介 侧柏叶，又名扁柏、柏树、柏枝、柏子树、柏、香柏、柏子仁。为柏科植物侧柏的干燥枝梢及叶。产于我国大部分地区。

性味 性寒，味苦、涩。归肺、肠经。

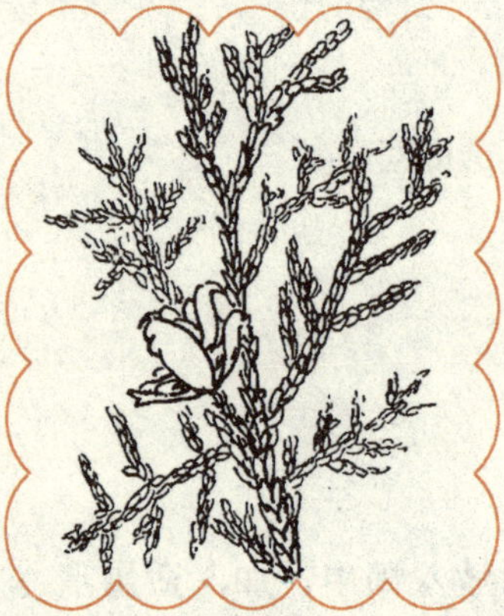

功效

凉血止血，养心安神，生发乌发。适用于各种出血，如吐血、鼻衄、尿血、血痢、崩漏等，尤宜用于血热出血、肺热咳喘、痰稠难咳等症；外用可治疗外伤出血、烫伤、脱发等。

用　法

内服： 每次 9～15 克煎汤，或入丸、散。

外用： 煎水洗，捣敷或碾末调敷。

偏　方

虚寒性吐血： 侧柏叶、艾叶各9克，炮姜3克。水煎服。

血小板减少性紫癜： 侧柏叶10克，槐花12克，大枣60克。水煎服，每日2～3次。

脱发： 生地、熟地、侧柏叶各15克，当归、黑芝麻各20克，何首乌25克。水煎服。

药膳

侧柏桑葚蜜膏

【原料】 侧柏叶50克，桑葚200克，蜂蜜50克。

【制法】 ①侧柏叶、桑葚洗净。

②侧柏叶在锅中蒸20分钟后去渣，再放入桑葚，小火煎30分钟后去渣，加蜂蜜酿成膏即可。

【功效】 凉血，止血，补血。

侧柏黑豆延年散

【原料】 侧柏叶10千克，炒黑大豆末、炒黄米末、炒黑芝麻末各500克。

【制法】 ①取侧柏叶在水中浸三昼夜，沥出晒干，捣末。

②用适量侧柏叶末、炒黑大豆末、炒黄米末、炒黑芝麻末。四味拌匀为散。每次10克，用温开水送服，日服3次。

【功效】 益气力，聪耳目，抗衰老。

第二节 …美容养颜

蜂蜜

——滋阴润燥，解毒止痛

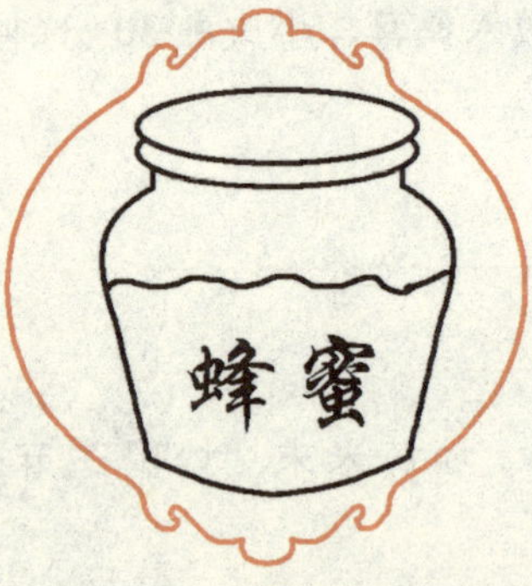

简介 蜂蜜，又名蜜糖、蜂糖、白蜜。为中华蜜蜂或意大利蜜蜂分泌的蜜糖。产于全国各地。

性味 性平，味甘。归脾、肺、胃经。

功效

养阴润燥，润肺补虚。适用于脾胃虚寒引起的腹痛、食少、肺虚燥咳，或咽干口燥、肠燥便秘等症；外敷用于疮疡不敛、水火烫伤；能解乌头类药物之毒，又能调和药性；还可用于失眠、醉酒、美容护肤等。

用　法

内服：每次 15 ~ 30 克，可冲服或入丸、膏作赋形剂。

外用：将适量蜂蜜敷于患处。

偏　方

预防感冒：蜂蜜 15 克，牛奶 1 杯。将鲜牛奶煮沸，待牛奶稍微晾凉时加入蜂蜜，日饮 2 次。

胃溃疡：蜂蜜 15 ~ 30 克，早、中、晚饭前 1 小时及晚饭后 3 小时服用。

咳嗽：藕粉 30 克，蜂蜜 30 克。将藕粉用少量沸水溶开，再用沸水冲，稍停加蜂蜜 30 克温服。

慢性支气管炎：蜂蜜 20 克，梨 1 个，贝母 3 克，将梨洗净去核切块，与贝母放入碗中蒸约 1 小时，加入蜂蜜，调和服用。

药膳

苦瓜蘸蜂蜜

【原料】苦瓜 1 根，蜂蜜一大匙，冰块、凉开水适量。

【制法】苦瓜洗净，削薄片，放入凉开水中，加冰块，放冰箱冷藏 1 小时；蜂蜜和等量凉开水调和后拌匀，苦瓜取出后直接蘸蜂蜜食用。

【功效】养阴润燥，润肺补虚，调和脾胃。

蜂蜜松子仁米粥

【原料】松子仁 50 克，粳米 50 克，蜂蜜适量。

【制法】将松子仁碾碎，同粳米煮粥。粥熟后冲入适量蜂蜜即可食用。

【功效】补虚，润肺。

蜂蜜核桃饮

【原料】蜂蜜 15 克，核桃仁 10 克，草决明 12 克。

【制法】将核桃仁、草决明加水煎熬，滤除药渣，取其液加蜂蜜调匀，每日饮用 2 次。

【功效】补中润燥，止痛解毒。

茉莉花

——排毒益肝，开郁辟秽

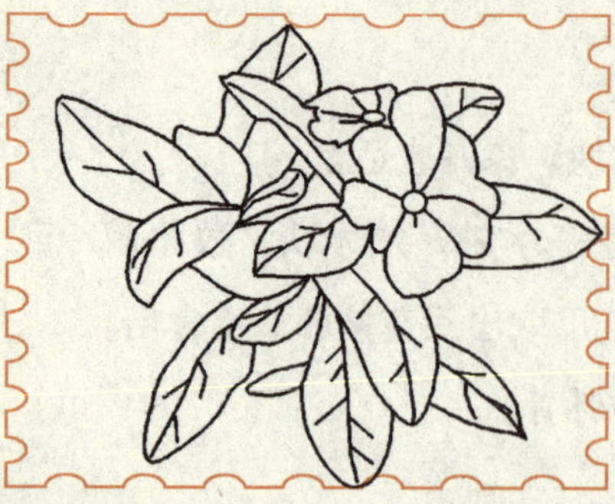

简介 茉莉花，又名木梨花、柰花、小南强。为木犀科植物茉莉的花。主产于江苏、四川、广东等地。

性味 性温，味甘、辛。归肝、脾、胃经。

功效

补虚强体，排毒益肝。主治胃病、慢性气管炎、便秘、口臭、腹痛、头痛、外感发热、胃气不和等症。

用法

水煎服，每次服用量为 3～8 克；泡茶或水煎后洗目。

偏方

牙痛：茉莉花 3 克，丁香 2 克。沸水冲泡，待凉漱口。

头痛：茉莉花根 10 克，碾粉，临睡吞服。

口臭：茉莉花 3 克，薄荷 3 克。沸水冲泡饮服，每日 1～2 次。

下痢腹痛：茉莉花 5 克，水煎服。

疮毒：鲜茉莉花捣敷。

药膳

茉莉银耳汤

【原料】茉莉花 20 朵，银耳 10 克。

【制法】将银耳洗净，放沙锅中炖烂；沙锅中撒入适量的茉莉花，稍浸泡即可服用。

【功效】益肝补肾。

桂花

——暖胃止痛，化痰散淤

简介 桂花，又名木犀花、丹桂花。为木犀科植物木犀的花。产于我国大部分地区。

性味 性温，味甘、辛。归肺、大肠经。

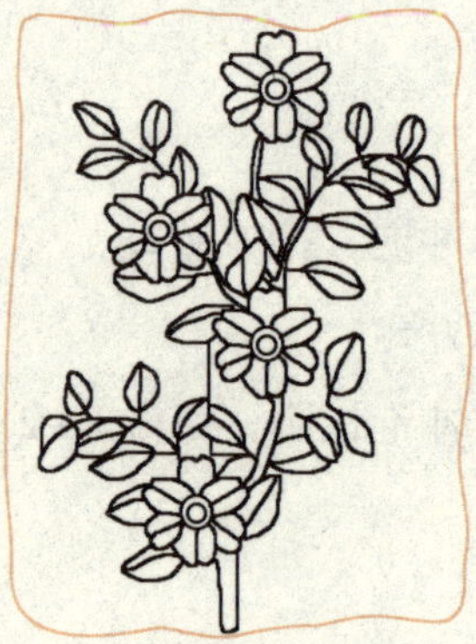

功效

温中散寒，暖胃止痛，化痰散淤。主治消化不良、胃热口臭、肠风血痢、痰饮咳喘、腹痛等症。

用　法

内服： 水煎服，每次 1.5 ~ 3 克，或泡茶、浸酒。

外用： 煎水含漱、蒸热外敷等。

偏方

消化不良： 桂花、玫瑰花各3克。开水冲泡漱口，每日2~3次。

胃热口臭： 桂花、菊花各3克，开水冲泡漱口，每日2~3次。

腹痛： 桂花30克，浸入白酒250克中，1个月后饮服，痛时服少许。

药膳

冰糖桂花羹

【原料】葡萄90克，桂花12克，金糕60克，冰糖400克，水淀粉90克，葡萄根茎、白花蛇舌草、龙葵各20克。

【制法】葡萄根茎、白花蛇舌草和龙葵分别去浮灰略洗净，切成段，装入纱布袋扎紧，加适量清水，煎煮25分钟，取汁；葡萄稍烫，凉后去皮、去子；金糕切象眼片。将药汁、适量清水、冰糖、桂花放入锅中，煮沸后过滤，再倒入原锅中，放入葡萄肉煮沸，用水淀粉勾芡，撒上金糕片即可。

【功效】健胃生津，散淤破结，清热除烦。

桂花红茶

【原料】桂花3克，红茶1克。

【制法】将桂花加入150毫升清水煮沸，然后加入红茶，煮沸取汁即可。

【功效】解毒除臭。

第三节 …… 健身美体

荷叶

——益脾消积，清热解毒

简介 荷叶，又名干荷叶，鲜荷叶，为睡莲科植物莲的干燥叶。产于我国大部分地区。

性味 性平，味若、涩。归心、脾、肝经。

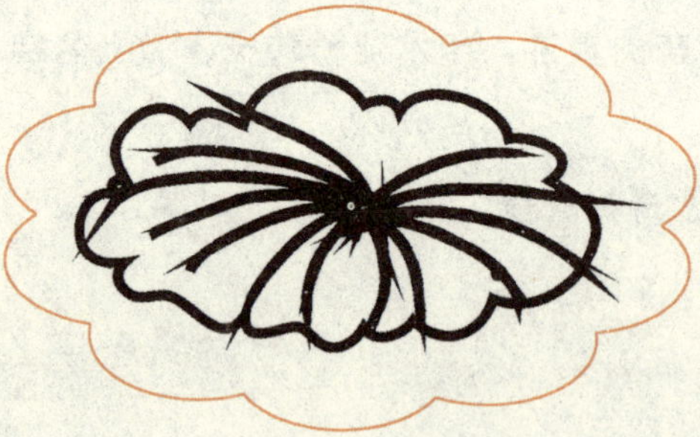

功效

清热解暑、凉血止血。主治暑湿泄泻、脾虚泻泄、暑热烦渴、血热吐衄、便血崩漏等症。

用　法

水煎服，干品用量在每次3~9克；鲜品在每次15~30克；荷叶成炭用量每次3~6克。

偏　方

大便秘结：陈皮10克，鲜荷叶2张，薏苡仁、山楂各20克。荷叶洗净，切丝，晾干；陈皮、山楂、薏苡仁碾细末，再与荷叶丝混匀。每日取适量，用开水泡，代茶饮。

解暑：荷叶30克，水煎，加糖20克、盐3克饮服。

咯血吐血：荷叶烧炭碾末，每次服10克。或荷叶粉、薄黄粉各10克，水煎服。

药膳

荷叶米粥

【原料】荷叶50克，藿香15克，粳米100克，冰糖20克。

【制法】①将荷叶洗净，与藿香一同加水煎煮，滤取药汁，并与淘洗干净的粳米一起放入锅中。

②用大火烧沸后，转用小火熬煮成稀粥，加入冰糖再稍煮即成。

【功效】宽中解郁，降脂减肥。

荷叶冬瓜汤

【原料】鲜荷叶1张，冬瓜500克，盐适量。

【制法】①将荷叶洗净，撕成碎片；冬瓜洗净，去蒂去瓤，切成片。

②将荷叶片、冬瓜片一起放入锅中，加清水适量共煮成汤，烧沸后拣去荷叶，加盐调味即成。

【功效】清热解暑。

月季

——活血调经，行气止痛

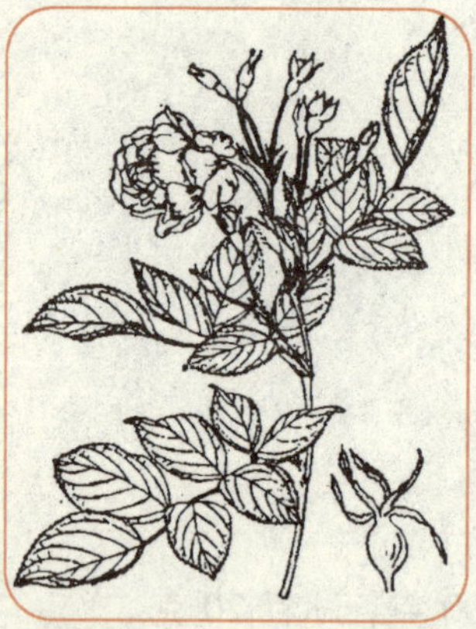

简介 月季，又称月月红，被称为花中皇后。属蔷薇科常绿或半常绿低矮灌木植物。原产湖北、四川、云南、湖南、江苏、广东等地，现各地普遍栽培。

性味 性温，味甘。归肝经。

功效

活血调经，祛淤、行气、止痛。主治妇女肝气不舒、气血失调、经脉淤阻，常被用于治疗月经不调、痛经等症。

用　法

水煎服，每次为 3 ~6 克。

偏　方

咳嗽：月季花 10 克，冰糖 25 克。加清水适量，煎煮 20 分钟，连花带汤饮，分为早中晚 3 次，连服有效，并能够预防血黏度偏高。

痛经：当归 30 克，红花 20 克，丹参 15 克，月季花 15 克。以上碾末，用纱布包好，浸入 1500 毫升米酒中，7 日后即可饮用。

月经不调：月季花 10 克，大枣 12 克。用清水煎煮，取汁晾凉，加适量蜂蜜服用。

药膳

月季花粥

【原料】粳米 100 克，桂圆肉 50 克，月季花 30 克，蜂蜜 50 克。

【制法】①粳米淘洗干净，用冷水浸泡 30 分钟，捞出，沥干水分。

②桂圆肉切成末。

③锅中加入约 1000 毫升冷水，将粳米、桂圆肉末放入，用大火烧沸，然后改用小火熬煮成粥，放入蜂蜜、月季花，搅拌均匀，即可食用。

【功效】舒肝理气，美容，主治月经不调。

月季桃仁酒

【原料】核桃仁 30 克，月季花 9 克，红糖 60 克。

【制法】以上材料加适量清水，煎煮取汁，与甜酒 60 毫升混合服用，每日一次，连服 7 日，经前服用。

【功效】补气益血。